AF459719

DES

ALIÉNÉS DANGEREUX

ET DES

ASILES SPÉCIAUX

POUR LES ALIÉNÉS DITS CRIMINELS

DISCOURS PRONONCÉS A LA SOCIÉTÉ MÉDICO-PSYCHOLOGIQUE
LE 27 JUILLET ET LE 16 NOVEMBRE 1868

PAR

M. le Dr Jules FALRET
Médecin de Bicêtre

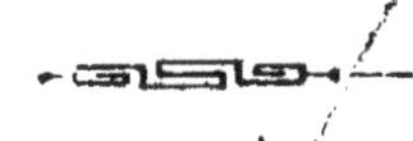

PARIS
IMPRIMERIE DE E. DONNAUD
9, RUE CASSETTE, 9
1869

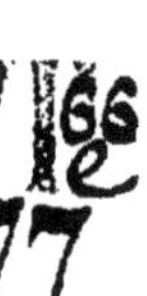

DES

ALIÉNÉS DANGEREUX

ET DES

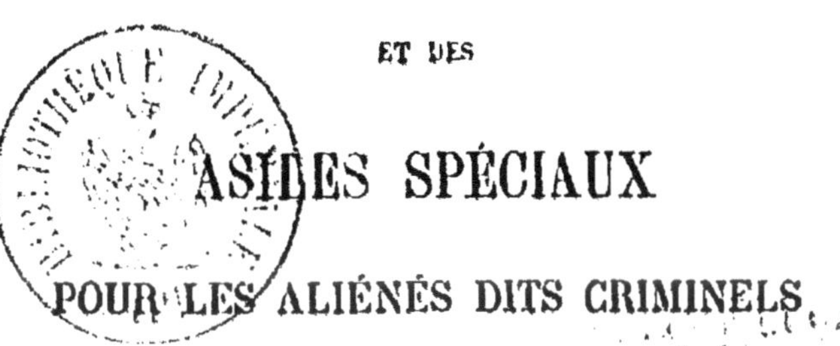

ASILES SPÉCIAUX

POUR LES ALIÉNÉS DITS CRIMINELS

DISCOURS PRONONCÉS A LA SOCIÉTÉ MÉDICO-PSYCHOLOGIQUE
LE 27 JUILLET ET LE 16 NOVEMBRE 1868

PAR

M. le Dr Jules FALRET
Médecin de Bicêtre

PARIS
IMPRIMERIE DE E. DONNAUD
9, RUE CASSETTE, 9

1869

Extraits des Annales médico-psychologiques.

DES

ALIÉNÉS DANGEREUX

DISCOURS

PRONONCÉ DANS LA SÉANCE DU 27 JUILLET 1868.

I. DES ALIÉNÉS DANGEREUX AU POINT DE VUE SOCIAL.

Messieurs,

Je viens soumettre à votre examen la question des aliénés dangereux, au moment même où vous proposez cette étude comme question de prix. C'est assez dire l'importance que vous lui accordez et l'intérêt, non-seulement permanent, mais d'actualité, qu'elle vous paraît présenter. Quoi qu'on fasse, en effet, elle s'impose à nous de toutes parts. La nécessité de son examen ressort, impérieuse et inévitable, de toutes les discussions qui ont eu lieu depuis quelques années, dans la presse, dans les assemblées politiques, devant les tribunaux et jusque dans les sphères les plus élevées du pouvoir, sur la loi de 1838 et sur les asiles d'aliénés.

Il est en effet, dans la nature des choses, quand on s'occupe des rapports des aliénés avec la société, de rechercher, d'une part quels sont les aliénés curables et incurables, et d'autre part quels sont les aliénés dangereux et inoffensifs? Ces deux ordres de faits sont connexes. Il en est des aliénés dangereux et inoffensifs comme des aliénés curables et incurables et tout ce qu'on a dit de ces derniers, à deux points de vue diamétralement opposés, depuis bien longtemps déjà, peut s'appliquer exactement aux aliénés dangereux et inoffensifs.

Il importe d'abord de distinguer soigneusement le côté purement scientifique de la question de son côté légal et pratique. Sans doute, au point de vue absolu et scientifique, toute distinction rigoureuse entre les aliénés dangereux et inoffensifs est aussi impossible à établir que celle entre les curables et les incurables. Le médecin qui chercherait à tracer cette limite, s'exposerait à de nombreuses erreurs. Je reconnais volontiers, avec la plupart des aliénistes de notre époque, que tous les aliénés, sans exception, doivent être considérés comme dangereux, ou du moins qu'ils peuvent le devenir. Jamais un médecin consciencieux n'affirmera que tel aliéné est nécessairement dangereux, et que tel autre restera toujours inoffensif. Qui pourrait, en effet, se flatter de calculer à l'avance les mouvements violents et tumultueux qui peuvent se passer dans la tête humaine, pendant tout le cours d'une existence, sous la double influence des impulsions variées venues du dedans et des circonstances plus variées encore venues du dehors. Bien téméraire, assurément, serait celui qui oserait tirer ainsi l'horoscope fatal d'un individu, même sain d'esprit, à plus forte raison d'un aliéné, soumis à toutes les fluctuations imprévues, souvent si brusques et si violentes de la maladie! Dès lors qu'un individu est aliéné, il est, par ce seul fait, irresponsable et sujet à tous les entraînements plus ou moins irrésistibles de la maladie, dont personne ne peut calculer la violence ou l'intensité, surtout si l'on y ajoute l'influence de certaines circonstances extérieures également impossibles à prévoir. Si donc le médecin d'un asile public ou privé, qui délivre un certificat constatant qu'un aliéné est dangereux ou inoffensif, était responsable, non-seulement moralement, mais légalement et avec une sanction pénale, des accidents qui pourraient résulter de cette décision; s'il devait être condamné par les tribunaux, dans le cas où l'aliéné déclaré par lui inoffensif, et remis comme tel en liberté, commettrait un meurtre ou un acte violent réputé crime ou délit par la loi, certainement alors je comprendrais et je serais le premier à pratiquer l'extrême réserve qui sert aujourd'hui de règle à la plupart des médecins aliénistes de France et de l'étranger et qui les a portés à adopter une jurisprudence, établie tacitement en quelque sorte et qui est devenue presque générale. Elle consiste à poser en fait et à admettre en droit, que tout aliéné, par cela même qu'il est aliéné et privé de sa liberté morale, est dangereux, ou peut le devenir ; qu'il doit être comme tel maintenu dans un asile ou soumis à une surveillance continue dans sa famille et dans la société; qu'en un mot, il est susceptible à chaque instant de commettre un acte violent pouvant mettre en danger sa propre personne, ou celles avec lesquelles il se trouve en rapport, ou bien de compromettre d'une manière quelconque l'ordre public. Tout cela est certainement très-exact scientifiquement. On ne peut affirmer, d'une manière absolue, qu'un aliéné, si inoffensif qu'on le suppose, ne commettra jamais aucun acte nuisible, ni à la société, ni à lui-même. Le médecin qui ferait une pareille déclaration serait bien imprudent et prendrait sur lui une bien grave responsabilité. Son affirmation pourrait, du reste, être cruellement démentie par l'événement et il ne devrait affronter ce danger à aucun prix, si les lois existantes le soumettaient à une pénalité en cas d'accident. Mais ce n'est pas dans ces termes absolus et exclusivement théoriques que doit être posée une question qui s'impose à nous forcément dans la pratique. Au point de vue administratif et légal, il ne s'agit pas de certitude absolue, mais de simples probabilités ou de fortes présomptions. Or c'est sur ce terrain nouveau que les médecins doivent consentir à se placer. Nous ne pouvons pas plus longtemps éluder cette question pressante et l'écarter par une fin de non-recevoir. Si nous refusons de l'étudier, d'autres la trancheront, sans nous, malgré nous et contre nous. Elle est soulevée de toutes parts et nous ne pouvons plus l'éviter. Sachons donc l'examiner franchement, avec les éléments que la science et l'observation mettent à notre disposition, au lieu de la repousser sans cesse comme oiseuse ou comme insoluble. Ce n'est pas en reculant devant les difficultés qu'on peut arriver à les surmonter; il faut oser les attaquer de front. On ne peut indéfiniment se soustraire à l'examen de questions qui passionnent l'opinion publique et dont elle cherchera la solution en dehors de nous, si nous persistons à lui refuser les éléments que nous possédons seuls pour coopérer à cette solution, dans les limites du possible.

La nature des choses, les termes de la loi et les nécessités de l'assistance publique se réunissent pour donner à l'étude de cette question une importance qu'elle ne semble pas avoir au premier abord.

La loi de 1838, de même que les autres lois sur les aliénés

dans tous les pays, repose essentiellement sur la distinction entre les aliénés curables et incurables, et entre les aliénés dangereux et inoffensifs, au point de vue de la sécurité publique, comme au point de vue de l'assistance des aliénés. La première question que l'on se pose en effet, avant de prendre une mesure administrative relative à un aliéné, est celle de savoir s'il est dangereux de le laisser en liberté ou de le replacer dans la société, ou bien au contraire s'il peut être considéré comme inoffensif. Or aux médecins seuls il appartient de résoudre cette question, essentiellement clinique, avant le placement des aliénés dans les asiles, comme après leur séquestration. S'ils refusent d'exprimer une opinion, dans la crainte de se compromettre ou d'engager trop fortement leur responsabilité, les administrateurs ou les magistrats décideront arbitrairement, sans compétence et sans éléments suffisants de jugement, cette question inévitable, qui est la seule base sur laquelle puisse reposer une détermination relative à la sécurité publique. Si l'aliéné est déclaré dangereux, personne n'hésitera en effet à le faire séquestrer, en vue d'éviter un malheur pour lui-même, pour sa famille ou pour les personnes qui l'entourent, ou bien une cause de trouble et de désordre pour la société. Si, au contraire, il est regardé comme inoffensif, on pourra attendre, pour son placement, le désir de sa famille, ou la constatation de son indigence et de l'impossibilité où il se trouve de travailler pour vivre et de subvenir à ses besoins.

Il en est de même pour les aliénés déjà placés dans les asiles, que l'on songe à renvoyer dans la société. S'ils sont considérés comme dangereux, on ne doit pas hésiter à les conserver dans l'établissement et même à les signaler à l'administration comme devant être placés d'office. Si, au contraire, ils sont jugés inoffensifs, on peut alors légitimement se demander s'il ne serait pas possible de les replacer dans leur famille, ou de les rendre à la liberté, soit à titre d'essai, soit à titre définitif, en supposant qu'ils trouvent des moyens d'existence, ou une surveillance et une protection suffisantes, en rapport avec leur situation physique et morale.

La distinction entre les aliénés dangereux et inoffensifs, imposée par la loi, a donc par elle-même une véritable importance, au point de vue de la sécurité publique et de celle des aliénés eux-mêmes. Elle en a une non moins grande sous le rapport de l'assistance des aliénés, envisagée à un point de vue exclusivement philanthropique. Les discussions qui ont eu lieu dans notre Société, il y a quelques années, ont démontré clairement que le choix entre les divers modes d'assistance, acceptables pour les aliénés, reposait entièrement sur les quatre catégories d'aliénés curables et incurables, dangereux et inoffensifs. Selon que ces malades appartiennent à l'une ou à l'autre de ces catégories, les placements sont hâtés ou retardés, favorisés ou enrayés, obligatoires ou facultatifs, pour les départements et pour les familles, qui ne veulent s'imposer que des charges indispensables et qui ne peuvent dépasser les limites de leurs moyens.

Les mêmes questions surgissent de nouveau plus tard, pour les aliénés séquestrés dans les asiles, lorsqu'on se demande s'ils doivent y être conservés indéfiniment, ou bien renvoyés dans leurs familles et dans la société, et soumis à d'autres modes d'assistance moins dispendieux, et plus en rapport avec les conditions nouvelles de leur situation mentale.

Ces questions sont d'autant plus fréquemment posées aujourd'hui que l'encombrement sans cesse croissant des asiles d'aliénés oblige impérieusement les administrations à prendre des mesures pour diminuer les charges énormes qu'elles ont à subir et les portent à rechercher les moyens de concilier les exigences de la sécurité et du traitement avec celles de l'assistance obligatoire pour les malades indigents. Or, c'est sur l'incurabilité ou sur le caractère inoffensif que peut reposer la sortie d'un certain nombre d'aliénés des asiles, où ils prennent la place des aliénés curables et dangereux. Cette distinction, indispensable pour prendre des mesures relatives à la sécurité publique, reparaît donc, aussi impérieuse et aussi inévitable, lorsque les administrations veulent prendre un parti relativement à l'assistance des aliénés si nombreux dont la charge leur incombe; et si les médecins refusent d'émettre un avis à cet égard, les administrateurs sont obligés de se prononcer à leur place.

Nous devons donc étudier cliniquement la question des aliénés dangereux pour fournir des éléments scientifiques de détermination aux administrateurs comme aux médecins chargés de prendre une décision. On dira, je le sais, qu'il n'est pas possible d'établir à cet égard des règles générales; qu'on ne peut affirmer, *à priori*, qu'un malade est nécessairement dangereux ou inoffensif, par cela seul qu'il appartient à telle catégorie où à telle période de maladie mentale. On ajoutera que le médecin praticien, contraint de se prononcer dans un de ces cas où il ne peut indiquer que des degrés de probabilité, ne possède, pour décider une si grave question, que les renseignements résultant de l'examen direct et individuel de chaque malade en particulier. C'est, en effet, à cet examen qu'il doit avoir recours en dernier ressort; mais au lieu d'abandonner ce jugement au caprice et à l'arbitraire des médecins dans chaque cas particulier, il est utile et possible de tracer quelques règles générales qui puissent leur servir de guide dans ce diagnostic et dans ce pronostic, si difficiles à formuler.

Mais, avant de passer en revue les diverses catégories d'aliénés, au point de vue du danger qu'elles peuvent présenter, il importe d'abord d'examiner deux questions préliminaires : 1° quel est le sens plus ou moins étendu que l'on doit attacher au mot *aliéné dangereux*, et 2° quelle est l'autorité qui doit être appelée à prononcer sur ce danger?

Le mot danger, dans ses applications légales aux aliénés, peut recevoir et a reçu, dans les différents pays et à différentes époques, les interprétations les plus diverses. Au premier abord, quand on prononce le mot d'aliénés dangereux, il semble qu'il ne s'applique qu'aux cas extrêmes, c'est-à-dire aux cas où les aliénés font courir de véritables dangers à la vie de ceux qui les entourent ou à leur propre existence, en d'autres termes aux cas de tendance à l'homicide et au suicide. Mais, en y réfléchissant, on ne tarde pas à reconnaître que la société doit protéger, non-seulement la vie, mais la propriété et l'honneur des individus, ainsi que l'ordre public. Dès lors, le nombre des aliénés qui peuvent porter atteinte, à ces divers titres, à la sécurité publique, se trouve singulièrement augmenté. Tout aliéné qui présente une tendance au vol, ou à l'incendie, ou bien qui par ses actes, par sa tenue ou par son langage, nuit à la tranquillité, ou au bien-être de ceux qui l'entourent; tout aliéné qui trouble l'ordre, par son costume, par ses cris, par des discours proférés en public, par une manifestation quelconque qualifiée crime ou délit par la loi, et même par le vagabondage, devient, par cela seul, un aliéné dangereux aux yeux de la loi, et l'autorité doit le faire enfermer, au nom de la sécurité et de l'ordre publics. De plus, on comprend facilement que ce qui peut être toléré, sous ce rapport, dans les petites localités, ou dans les campagnes, ne peut plus l'être dans des villes plus considérables, et devient même absolument intolérable, à Paris ou à Londres par exemple. Dans ces villes si démesurément grandes, la police doit veiller sur les moindres infractions faites aux lois ou aux règlements, sous peine de voir ces infractions augmenter rapidement dans des proportions inquiétantes. On ne doit donc jamais oublier que le nombre des aliénés considérés comme dangereux, et comme tels placés d'office par l'autorité administrative, doit être infiniment plus considérable dans les grandes villes que dans les campagnes.

Une autre difficulté, qui se présente journellement pour l'application de la loi sur les aliénés dangereux, réside dans les moyens de constater le danger d'une manière sérieuse et dans l'autorité qui doit être appelée à décider une question aussi grave. Si l'on s'en tenait à l'opinion acceptée aujourd'hui par la plupart des médecins spécialistes, cette question serait sans doute très-facile à résoudre. Il suffirait de faire constater par un médecin qu'un individu est aliéné, ou même idiot et imbécile, pour en conclure qu'il est par cela même dangereux. Tout aliéné pouvant, à un moment donné, se livrer à un acte violent ou nuisible pour l'ordre public, devrait être enfermé, par anticipation, dans l'intérêt de la sécurité publique. Mais si l'on admet, au contraire, avec la loi, avec l'opinion publique et avec la pratique administrative de tous les pays, qu'il est des aliénés réellement dangereux que l'autorité doit faire enfermer d'office, tandis qu'il en est d'autres que l'on peut laisser sans inconvénients dans la société et dans leurs familles, jusqu'à ce qu'ils se soient livrés à des actes pouvant faire craindre un danger sérieux, alors les difficultés deviennent très-grandes pour distinguer ces deux catégories d'aliénés dans la pratique. Qui sera juge, en effet, du danger et du degré de danger? Ce jugement devrait évidemment être réservé à un médecin, qui est l'homme le plus compétent pour décider une pareille question. C'est ce que la loi admet dans une certaine mesure. Elle déclare, en effet, que les aliénés ne seront séquestrés qu'après un certificat médical, constatant, non-seulement leur état d'aliénation mentale, mais les particularités de leur maladie; or, parmi ces particularités figurent évidemment, au premier rang, les penchants à l'homicide, au vol, à l'incendie, ou au suicide, et les actes pouvant les rendre dangereux à un titre quelconque. La loi ajoute, du reste, que ce certificat doit conclure à la nécessité de placer le malade dans un établissement spécial et de l'y tenir renfermé. Ces détails contenus dans la loi démontrent évidemment que le législateur a entendu faire prononcer le médecin, non-seulement sur l'existence de l'aliénation mentale, mais sur le caractère plus ou moins dangereux qu'elle présente. Cependant, en pratique, quel est celui qui, dans une commune ou dans une grande ville, signale un aliéné à l'attention du médecin, en lui demandant un certificat? Quand il s'agit des placements volontaires, n'est-ce pas la famille du malade, et, pour les placements d'office, n'est-ce pas un des agents de l'autorité, un garde champêtre, un gendarme, ou un agent de police, qui font un rapport à leur chef, c'est-à-dire au maire, au capitaine de gendarmerie ou au commissaire de police? Ce sont donc les représentants de l'autorité qui signalent les aliénés, dangereux ou non, aux préfets de département, lesquels seuls, d'après la loi, ont le droit de les placer d'office dans les asiles. Sans doute, un certificat de médecin est ordinairement annexé à la demande de la famille, ou aux rapports des agents de l'autorité, mais c'est le préfet qui prononce en dernier ressort sur le placement des aliénés et sur le caractère dangereux ou inoffensif qu'ils présentent. Eh bien! sur quels faits et sur quelles preuves l'autorité préfectorale se base-t-elle, le plus souvent, pour porter un semblable jugement? Sur une enquête souvent très-incomplète, faite par les agents les plus subalternes de l'autorité, dans le pays même où habitait l'aliéné. Or, il arrive trop souvent que, dans ces circonstances, les familles ou l'autorité locale, désirant obtenir le placement d'un aliéné, forcent un peu les traits du tableau, représentent par exemple ce malade comme ayant voulu mettre le feu, ou comme ayant cherché à tuer et à se tuer, tandis que ces faits sont souvent de pures suppositions. Néanmoins, comme beaucoup d'aliénés peuvent réellement devenir dangereux, il vaut mieux certainement tomber dans cet excès d'exagérer les craintes de danger qu'offrent ces malades que de les diminuer. Aussi, la jurisprudence adoptée généralement en France et à l'étranger, pour le placement des aliénés dans les asiles et pour l'appréciation du danger qu'ils peuvent présenter, est-elle très-raisonnable et très-digne d'approbation. Elle est bien autrement pratique et profitable à la société que la doctrine inverse, soutenue aujourd'hui dans les articles de journaux, et dans les brochures qui attaquent la loi de 1838. Chacun sait, en effet, que les auteurs de ces articles, ou de ces brochures, ont prétendu que l'on devrait toujours attendre qu'un aliéné eût réellement commis un acte violent avant de songer à l'enfermer comme dangereux.

II. DES ALIÉNÉS DANGEREUX AU POINT DE VUE CLINIQUE.

Après l'examen de ces questions préliminaires, nous arrivons maintenant à l'objet principal que nous nous proposons dans ce discours, c'est-à-dire à l'étude des diverses catégories d'aliénés, au point de vue du danger plus ou moins grand qu'elles peuvent présenter.

1° *Aliénés en général.*

Assurément, si tous les aliénés réalisaient immédiatement les actes violents qu'ils ont conçus, il n'y aurait pas de jour où ils ne fussent exposés à accomplir quelque acte dangereux.

Mais, heureusement, il n'est pas dans la nature de l'homme et, surtout, il n'est pas dans la nature de l'aliéné, de passer immédiatement de la pensée à l'action.

Un grand intervalle sépare, dans l'état normal et dans l'état maladif, ces deux temps en apparence connexes d'un même phénomène. Penser une idée et la réaliser sont deux choses essentiellement distinctes, qui dénotent même deux catégories différentes d'individus et de caractères. Les uns réfléchissent beaucoup et n'aboutissent presque jamais à l'action; chez les autres, au contraire, l'exécution suit de très-près la conception de l'idée.

Or, les aliénés appartiennent presque tous à la première de ces catégories. Ils pensent beaucoup, mais ils agissent peu. De plus, leurs actes sont rarement en accord avec leurs pensées ou avec leurs paroles. Les idées qui les poussent à l'action ont souvent plusieurs années d'existence. C'est presque toujours après avoir ruminé pendant un temps très-long une même idée ou un même fait, après les avoir incessamment retournés en tous sens dans leur esprit, qu'à la suite d'une circonstance accidentelle, ou d'une cause occasionnelle peu importante, cette idée, longtemps restée à l'état de conception vague, passe tout à coup à l'action. Le plus souvent même, c'est plutôt sous l'influence d'une excitation temporaire venue du dedans, c'est-à-dire sous l'influence d'un paroxysme, que par suite d'une circonstance extérieure accidentelle, que se produit le passage à l'acte.

Les aliénés, en un mot, sont des rêveurs. Ils vivent dans le monde intérieur plutôt que dans le monde extérieur. Ils roulent incessamment dans leur esprit les mêmes pensées qu'ils tournent et retournent en tout sens. Ils reviennent mentalement sur leur passé. Ils recherchent dans leurs souvenirs des circonstances insignifiantes pour leur accorder une importance extraordinaire, en rapport avec les idées qui les préoccupent actuellement; ils puisent, à chaque instant, dans le monde extérieur, des arguments à l'appui de l'élaboration intellectuelle à laquelle se livre leur esprit en travail. Tout est exploité par eux dans le sens de leur délire, le passé, comme le présent. Les circonstances anciennes, depuis longtemps oubliées, ou passées inaperçues, sont ressuscitées par la mémoire, et les faits les plus insignifiants se produisant au moment même, sont tous passés au crible du délire. Or, tandis qu'il se livre à cette élaboration lente et successive de sa pensée délirante, l'aliéné fait facilement abstraction du monde extérieur. Il vit à l'écart des choses et des hommes; il recherche la solitude; il devient insociable; il se renferme en lui-même; il fuit les hommes qui le blessent, et ne lui fournissent que des sujets de douleur ou de préoccupation pénible.

L'aliéné devient ainsi un rêveur égoïste, qui se concentre dans sa propre personnalité, voit toutes choses à travers le prisme de son esprit faussé, et se détache de plus en plus du monde qui l'entoure. C'est ainsi qu'on peut expliquer comment des aliénés, incessamment tourmentés par des sensations ou par des influences pénibles, qu'ils attribuent au monde extérieur, peuvent cependant, pendant des années, vivre en liberté, au milieu de ce monde qui les blesse, sans réagir avec violence par les actes, contre les choses où les personnes qui les entourent. C'est que l'aliéné rumine sans cesse les mêmes pensées. Il les exprime volontiers par la parole, mais il passe rarement à l'action, et il met très-peu ses actes en rapport avec ses discours. Cependant, le passage à l'acte a lieu encore assez souvent chez les aliénés pour que l'on doive toujours se mettre en garde contre sa possibilité. Pour cela, il faut que trois conditions principales se trouvent réunies. Il faut : 1° que le caractère antérieur du malade ait été actif, résolu, décidé, violent et prompt à passer à l'acte; 2° qu'une certaine dose d'excitation, due à un paroxysme, vienne s'ajouter à l'état passif habituel du malade; 3° que les idées qui poussent à l'action aient été longtemps ruminées par l'aliéné, ou bien au contraire, qu'il soit entraîné par une impulsion irrésistible et non réfléchie.

2° Premières périodes des maladies mentales.

C'est dans les périodes ou l'aliénation n'a pas encore été reconnue, et reste même souvent inaperçue, que se produisent la plupart des actes violents accomplis par les aliénés. Le passage à l'acte est, en effet, la plupart du temps un signe d'acuïté dans les maladies mentales. L'aliéné chez lequel surgissent involontairement des séries d'idées jusque-là inconnues pour lui, des dispositions sentimentales nouvelles, ou des impulsions instinctives qui le poussent dans des directions différentes, reste longtemps indécis et tiraillé au milieu de ces entraînements divers. Il est comme surpris de ce monde nouveau dans lequel il a pénétré à son insu et qui l'absorbe malgré lui. Il s'étonne et s'afflige de cette métamorphose, dont il a en grande partie conscience. Il se livre à une lutte des plus pénibles, pour ne pas se laisser entraîner dans l'abîme, et sa raison vacillante est alternativement victorieuse ou vaincue dans ce combat incessant qui se produit dans son for intérieur. Il craint lui-même de succomber dans la lutte, et redoute constamment de devenir aliéné. A cette époque, le malade parvient encore souvent à s'arrêter sur la pente qui l'entraîne. Il se retient assez à temps pour ne pas accomplir les actes violents que son intelligence maladive a conçus, ou que sa sensibilité morbibe exaltée le pousse à réaliser, alors même que sa raison les réprouve. A cette période, le malade reste donc le plus souvent spectateur passif du drame qui se déroule dans sa tête. Simple rêveur, contemplateur de sa propre pensée, il peut encore ne pas passer à l'action. Quelquefois, cependant, il succombe à l'entraînement, même à cette période prodromique ou d'incubation. Mais ce n'est pas dans cette première évolution de la maladie qu'ont lieu surtout les actes violents chez les aliénés. C'est un peu plus tard, c'est-à-dire à la période d'invasion, lorsque le premier paroxysme éclate. Alors, le malade est vaincu dans la lutte; toute résistance a cessé, et l'entraînement à l'acte est presque irrésistible. C'est dans cette violente explosion des maladies mentales, dans cette phase essentiellement aiguë, période d'augment ou de paroxysme (soit dans les formes maniaques, soit dans les variétés dépressives et expansives du délire partiel), que se produisent le plus souvent les actes violents chez les aliénés. Alors les malades, poussés fortement à l'action par leurs conceptions délirantes qui ne comportent plus le doute, par leurs impulsions instinctives trop puissantes pour rencontrer un contre-poids suffisant, ou par leurs dispositions de sentiments tellement impérieuses qu'elles ne reconnaissent plus le contrôle de la réflexion, alors, dis-je, ces malades ne peuvent plus se contenir et accomplissent les actes les plus violents et les plus dangereux. C'est à cette première période qu'ils attirent l'attention publique par quelque action d'éclat. Si dans quelques cas exceptionnels, on reconnaît assez tôt leur maladie pour les faire conduire dans un asile d'aliénés, avant que ces actes aient été commis, d'autres fois, au contraire, ils sont amenés devant la justice pour répondre de faits réputés crimes ou délits, qu'ils ont accomplis sous une influence maladive; bien heureux alors, si une ordonnance de non-lieu permet de les envoyer dans un asile d'aliénés, avant leur condamnation.

Mais ce qu'il importe au praticien de savoir, c'est que c'est surtout dans la période aiguë des maladies mentales qu'ont lieu les actes les plus dangereux accomplis par les aliénés. De là, la nécessité d'isoler ces malades de bonne heure, pour les préserver, eux et la société, contre de grands malheurs, qui sont presque inévitables au moment où la folie fait explosion ; tandis que plus tard, après plusieurs années passées dans les asiles, lorsque ces malades sont arrivés à l'état chronique, ils deviennent de plus en plus rêveurs, contemplateurs inactifs de leur propre pensée et partant beaucoup moins dangereux. excepté quand surviennent des paroxymes d'excitation plus ou moins prononcée, qui peuvent rendre momentanément aux périodes chroniques les caractères des périodes aiguës.

3° *Epileptiques.*

On a répété, sous toutes les formes, que les épileptiques étaient les plus dangereux de tous les aliénés. En thèse générale, on a eu raison. Ils sont, en effet, presque tous querelleurs, disposés à la colère et aux actes violents. Pour s'en convaincre, il suffit d'observer, pendant quelque temps, un service ou un quartier d'épileptiques dans un asile d'aliénés. On y voit survenir à chaque instant entre ces malades, des discussions qui aboutissent très-rapidement à des voies de fait. Cependant, lorsqu'on veut étudier à fond le degré de danger que peuvent présenter ces malades, il faut spécifier davantage et établir quelques catégories. D'abord, ce qui constitue le plus grand danger des épileptiques laissés en liberté dans la société, c'est que leurs accès se produisent très-rapidement, sans que l'on ait le temps de s'apercevoir de leur invasion. Ces malades passent, dans un espace de temps très-court, d'un état de calme à un état de fureur, et rien ne permet de prévoir avec certitude cette transformation. De plus, il est dans l'essence de la plupart de ces accès de pousser les malades à l'action. Ils ont besoin de marcher, de courir, de vagabonder, et en marchant ainsi tête baissée, ils se précipitent contre tous les obstacles qui s'opposent à leur passage. Ils sont dominés intérieurement par une anxiété vague des plus pénibles, et ils cherchent à s'y soustraire par des manifestations violentes dirigées contre les personnes ou contre les objets extérieurs.

Mais, indépendamment de ces caractères communs, ce qu'il faut surtout rechercher, ce sont les caractères différentiels.

Or, il est des épileptiques qui ont très-peu de trouble mental, et qui doivent même être considérés comme non aliénés. Ceux-là, évidemment, malgré les perturbations légères du caractère qu'ils présentent habituellement, ne doivent pas entrer en ligne de compte dans la question qui nous occupe.

De plus, il est quelques épileptiques exceptionnels, dont le caractère reste doux et bienveillant, malgré leur maladie, et qui ne sont pas disposés aux actes violents. Ceux-là doivent encore être considérés comme inoffensifs. Ce qu'il faut donc surtout examiner, avant de se prononcer sur le degré de danger que peut présenter un épileptique, c'est le caractère particulier des accès de trouble mental qu'il a éprouvés précédemment. On peut poser en principe, dans l'épilepsie comme dans la plupart des folies périodiques, que tous les accès d'un même individu se ressemblent d'une manière vraiment extraordinaire; les paroles et les actes des accès précédents se reproduisent, avec une étonnante uniformité, aux accès suivants. On peut donc juger par le passé de ce que sera l'avenir. C'est là un excellent critérium qui ne peut guère tromper.

Ainsi, en résumé, il faut tenir compte : 1° du caractère habituel, violent ou doux, de l'individu malade ; 2° de la rapidité d'invasion des accès et de l'instantanéité des actes; 3° enfin de la marche antérieure de la maladie et de ses caractères particuliers, parce que les accès suivants sont calqués absolument sur les accès précédents.

Une dernière remarque importante à faire, pour l'épilepsie

comme pour l'hystérie, c'est que dans les cas d'épilepsie mal caractérisée, ou *épilepsie larvée*, les symptômes intellectuels et moraux sont souvent en raison inverse des symptômes physiques. Moins l'épilepsie convulsive est évidente, plus les accès de trouble mental, courts, instantanés et violents, sont à craindre, surtout si les vertiges l'emportent sur les grandes attaques. Aussi, dans *le petit mal intellectuel des épileptiques*, les actes de suicide, de meurtre ou de violence, sont beaucoup plus à redouter encore que dans les grands accès de manie avec fureur, dans lesquels, du reste, il est bien plus facile de se prémunir contre les accidents auxquels exposent ces aliénés.

4° *Alcooliques.*

Si l'on ne comprenait sous le nom d'aliénés alcooliques que ceux qui sont atteints de delirium tremens aigu, la question du danger que peuvent faire courir ces malades serait bientôt résolue et il n'y aurait jamais à hésiter sur la nécessité de leur séquestration.

Mais l'alcoolisme revêt des formes très-variées, non-seulement dans ses symptômes physiques, mais dans ses manifestations mentales. Or ces états variés mettent souvent les médecins et les magistrats dans de grandes perplexités, en présence d'aliénés alcooliques enfermés à une période aiguë de leur affection et qui, après un certain temps passé dans l'asile, semblent avoir recouvré momentanément leur raison. Ces malades n'éprouvent plus alors ni hallucinations visuelles ou auditives terrifiantes, ni conceptions délirantes de nature pénible; ils ne se croient plus poursuivis, injuriés, tourmentés. Ils reconnaissent volontiers qu'ils ont été victimes d'illusions produites par l'abus des boissons alcooliques et qu'ils ont eu tort d'accuser ou de soupçonner leurs femmes, leurs enfants et les personnes avec lesquelles ils étaient en rapport. Ils voient les choses du monde extérieur sous leur véritable jour, et les impressions du dehors ne sont plus altérées en passant à travers le prisme de leur délire. Ces malades se montrent doux, bienveillants et dociles; ils se soumettent facilement aux règlements de l'asile; ils s'occupent à des travaux manuels, ou se livrent à des occupations intellectuelles; ils supportent avec patience et résignation le temps d'épreuve que le médecin leur impose pour s'assurer de leur entière guérison, et pour rompre, par une hygiène nouvelle, les habitudes fâcheuses dès longtemps contractées et si difficiles à déraciner. Mais, après plusieurs mois écoulés dans cette période intermédiaire, la question de la sortie de ces malades se pose nécessairement, soit au nom de la loi, qui ne peut tolérer la séquestration indéfinie d'un individu ayant récupéré la plénitude de ses facultés, soit sur la demande des familles, ou des malades eux-mêmes, qui commencent à réclamer la liberté. Alors le médecin se trouve placé dans une position des plus embarrassantes. Pour se décider, il doit prendre en considération les faits qui se sont produits dans les accès antérieurs. Si, dans les précédents accès de trouble mental alcoolique, ces malades ont manifesté des tendances prononcées au suicide, au vol, à l'homicide, ou aux actes violents, le médecin doit être extrêmement circonspect avant de remettre en liberté de pareils malades, même après leur guérison. S'il ne peut s'empêcher de les rendre à leur famille, il doit du moins prévenir les parents du danger qu'ils peuvent courir, si une fois en liberté ces malades se remettent à boire, comme c'est malheureusement si fréquent ; car l'abus des boissons alcooliques reproduit presque toujours aux accès suivants, les mêmes symptômes physiques et moraux qui ont signalé les accès antérieurs. Un ivrogne, comme cela arrive si souvent, qui a été dominé, par exemple, par des soupçons de jalousie et qui a voulu tuer sa femme pendant la nuit, se trouve de nouveau tourmenté par les mêmes pensées lorsqu'il recommence à boire; il peut, d'un jour à l'autre, renouveler les mêmes tentatives, si l'on n'a pas la précaution de le faire enfermer de nouveau, dès les premiers symptômes qui présagent l'imminence d'un nouvel accès. Trop souvent, pour avoir méconnu de pareils indices, et pour n'avoir pas voulu suivre les conseils des médecins, de malheureuses femmes deviennent les victimes de la fureur alcoolique de leurs maris, qui avaient déjà failli les tuer une première fois et qui réussissent à accomplir cet homicide, sous l'influence d'un nouveau paroxysme.

5° *Maniaques.*

Pour les aliénés atteints de délire général avec excitation, il ne peut exister aucun doute, dans l'esprit de personne, sur les dangers de tout ordre qu'ils peuvent présenter, ni sur la nécessité de les séquestrer au plus vite dans les asiles. Ce sont les plus désordonnés de tous les aliénés, ceux qui allirent le plus l'attention publique par le désordre et l'irrégularité de leurs actes, par l'incohérence de leurs paroles et par la terreur qu'ils inspirent. Ils représentent le tableau type de la folie, telle que l'imaginent les gens étrangers à l'observation des aliénés; par conséquent, aucun homme de bon sens ne se refusera à enfermer de pareils malades, qui sont incessamment exposés à des dangers personnels, par leur incurie, par leur audace ou par leur négligence complète des précautions les plus vulgaires, de même qu'ils exposent de la façon la plus évidente la sécurité générale et l'ordre public. Et pourtant, si l'on étudiait de plus près ces malades; si l'on ne s'arrêtait pas simplement aux apparences; si l'on pénétrait plus avant dans leur intérieur, on s'apercevrait aisément qu'ils commettent sans doute un grand nombre d'actes nuisibles pour eux-mêmes, ou pour les autres, par suite d'irréflexion et de mouvements irréguliers, mais que, dans beaucoup de cas, quand leurs penchants violents ne sont pas surexcités outre mesure, quand ils n'éprouvent pas le besoin impérieux de frapper ou de briser toutes les résistances, quand ils ne sont pas mus par une agitation intérieure s'élevant jusqu'au degré de la rage et de la fureur, beaucoup de maniaques sont plus doux et plus bienveillants qu'ils ne le paraissent. Ils sont plus portés à parler avec volubilité qu'à agir avec violence. Ils sont, dès lors, plus nuisibles, au point de vue de l'ordre et de la tranquillité publique par leurs vociférations, par leurs chants, par leur loquacité intarissable et par leur tendance à déchirer et à se déshabiller, qu'ils ne sont à redouter, pour la sécurité des autres et pour la leur, au point de vue des actes violents qu'ils accomplissent. Les maniaques, en un mot, sont souvent moins dangereux que certains aliénés atteints d'un délire partiel concentré et dissimulé. Ceux-ci ont toutes les apparences de la raison, mais ils combinent en silence, avec les ressources infinies d'un esprit encore très-actif, mis au service d'un système délirant, tout un plan prémédité qui fait explosion par un acte violent, accompli à un moment donné, dans les conditions les plus favorables à sa réalisation.

Le maniaque frappe aveuglément et sans but, par pur besoin de mouvement désordonné et irrégulier. L'aliéné partiel, au contraire, défiant et sournois, prépare lentement et avec art les machinations les plus infernales et arrive souvent à son but en déjouant toute surveillance avec ingéniosité et persévérance. Les plus dangereux de tous les aliénés sont donc ceux que l'on soupçonne le moins et qui, à première vue, pourraient paraître les plus inoffensifs.

6° *Aliénés atteints de délire partiel. — Délire de persécution.*

Le délire de persécution est une des formes les plus fréquentes des maladies mentales et une de celles qui entraînent le plus souvent à des actes violents. Trop fréquemment, en effet, des aliénés se croyant tourmentés, poursuivis par des ennemis imaginaires, après avoir longtemps subi des tortures de toutes sortes et s'être violemment irrités contre ceux auxquels ils les attribuaient, finissent par se livrer à des actes dangereux, soit pour eux-mêmes, soit pour ceux qu'ils accusent de leur faire du mal.

Mais, pour déterminer avec quelque précision le degré de danger que présentent ces aliénés, il faut tenir compte de plusieurs circonstances importantes. La première de ces circonstances, c'est le caractère antérieur du malade. La maladie imprime assurément à tous les aliénés de cette catégorie des caractères communs singulièrement identiques, qui constituent ce que l'on peut appeler la marque de l'état morbide; mais, à côté de ces caractères communs à tous les délires de persécution, il existe quelques signes différentiels. Parmi eux figure, au premier rang, *le caractère antérieur du malade*. Il garde, même au sein de la maladie, sa nature spéciale, et il conserve une part d'influence assez grande, surtout au point de vue des actes accomplis. Ainsi par exemple un individu qui, avant de devenir aliéné persécuté, avait un caractère ardent, impétueux, prompt à l'action, disposé à l'irritation et à la colère, conservera ces dispositions natives dans sa folie. Elles agiront puissamment sur sa conduite et détermineront chez lui plus facilement des actes violents que chez un individu d'un naturel doux, patient et habitué à tout supporter sans se plaindre.

Quand on veut juger du danger que peut offrir un aliéné atteint de délire de persécution, il faut donc commencer par se rendre bien compte de la nature antérieure du malade. Le second caractère important à noter, c'est la *personnification du délire*. Il est en effet des persécutés qui passent des années entières dans un état de délire vague et indéterminé. Ils se disent tourmentés de mille manières. Ils éprouvent les sensations anormales les plus douloureuses. Ils se croient en butte à des tortures de tous genres; mais ils ne peuvent arriver à formuler d'accusation précise contre personne. Ils s'imaginent être les victimes de tout leur entourage ; ils accusent, la plupart du temps, le personnage anonyme ON, mais ils ne peuvent préciser avec netteté, ni les motifs de ces tortures, ni surtout les personnes qui les leur infligent. Ces persécutés peuvent bien changer souvent de domicile, écrire aux autorités pour se plaindre des persécutions auxquelles on les soumet et pour réclamer aide et protection ; ils peuvent même s'en prendre accidentellement au premier venu et le rendre responsable de tout le mal qui leur arrive; mais le plus souvent, ils se contentent de dire, en thèse générale, qu'ils sont victimes d'ennemis acharnés à les perdre, et ne peuvent formuler aucune accusation déterminée contre telle ou telle personne en particulier. Or ces persécutés (et ils sont nombreux), qui, même après plusieurs années de maladie, ne peuvent donner un corps à leur délire, sont beaucoup moins dangereux que ceux qui se trouvent précisément dans des conditions inverses. Ceux-ci, partis du même point de départ que les précédents, arrivent plus rapidement à donner une forme bien arrêtée à leur délire. Leur esprit, en quête d'explications pour les douleurs morales et physiques si variées qu'ils éprouvent, finit par découvrir une véritable coordination au milieu de ces craintes vagues et indéterminées. Ils systématisent leur délire ; ils le formulent et ils parviennent à préciser avec assez d'exactitude les causes de leurs souffrances, ou les personnes qui les leur imposent. Quelquefois même un seul individu est accusé par eux d'être la cause unique, ou le véritable agent de leurs tortures physiques et morales. Or, lorsque l'aliéné se croit ainsi poursuivi par une seule personne, il se met, le plus souvent à la poursuivre à son tour. Comme le dit très-bien M. Lasègue, de persécuté il devient persécuteur. Dès lors, on doit concevoir les plus grandes craintes pour la personne sur laquelle se sont concentrés son délire et ses préoccupations.

Un autre caractère dont on doit tenir grand compte, pour apprécier le danger que peuvent offrir les aliénés atteints de délire de persécution, c'est la présence des *hallucinations de l'ouie.* Ce symptôme, si fréquent à la seconde période de cette forme de maladie mentale, alors que les interprétations délirantes du début se sont transformées en véritables voix qui semblent venir du dehors, a une grande importance au point de vue du passage à l'acte. Ce phénomène donne aux conceptions délirantes des aliénés la vivacité et le caractère incontestable d'une sensation actuelle, et les pousse incessamment à l'action. En présence de voix revêtant le caractère impératif, l'aliéné, qui a longtemps hésité, se détermine enfin à agir, et il agit avec d'autant plus d'énergie que les voix ont elles-mêmes plus d'intensité et plus de fréquence.

Enfin, pour apprécier avec justesse le danger que peuvent offrir certains aliénés persécutés, il importe de ne pas se laisser induire en erreur par les apparences de raison que présentent souvent ces malades et par l'extrême dissimulation dont quelques-uns nous donnent fréquemment le spectacle. Il arrive souvent, en effet, que les aliénés persécutés, ne rencontrant autour d'eux que l'incrédulité et le doute, de la part de ceux auxquels ils font part de leurs craintes et de leurs accusations, se décident enfin à se taire et même à nier leurs préoccupations. Ils renferment alors en eux-mêmes tout leur délire; ils affectent même une tranquillité factice, soit pour détourner les soupçons de tous quand ils sont en liberté, soit pour obtenir leur sortie quand ils sont enfermés dans les asiles. En dehors des paroxysmes très-intenses qu'ils éprouvent de temps en temps, et pendant lesquels leur délire éclate à tous les yeux, ces malades parviennent à tromper ceux qui les entourent sur la réalité de leur délire. Ils deviennent ainsi les plus dangereux de tous les aliénés. Ils sont d'autant plus à craindre qu'ils ont été plus longtemps méconnus, et leur rage et leur colère concentrées font explosion avec d'autant plus de violence qu'elles ont été plus longtemps comprimées.

7° *Autres aliénés affectés de délire partiel.*

Les considérations que nous venons de présenter relativement aux aliénés atteints de délire de persécution, variété la plus fréquente du délire partiel, s'appliquent avec la même vérité aux autres malades atteints d'*aliénation partielle, dépressive ou expansive*. On peut en effet diviser, au point de vue du passage à l'acte, tous les aliénés affectés de délire partiel en deux catégories principales. Les uns, dominés par des idées fixes d'une nature quelconque, sont, comme nous l'avons déjà dit tout à l'heure, des rêveurs, qui concentrent toutes leurs idées en eux-mêmes et ne sont guères disposés à les réaliser dans leurs actes. Ces aliénés vivent en quelque sorte d'une vie contemplative. Ils peuvent ainsi conserver pendant de longues années un délire intérieur très-compliqué et arrivé à un degré de systématisation avancée, sans que ces conceptions délirantes multiples et coordonnées autour de quelques pensées mères, réagissent d'une manière sensible sur leur conduite. Malgré ce délire intérieur, ils continuent souvent à remplir leurs fonctions, ou les devoirs de leur profession. S'ils n'éprouvaient pas fréquemment le besoin de faire des confidences, personne ne se douterait, d'après leur conversation habituelle et surtout d'après leurs actes, qu'ils soient réellement atteints d'aliénation mentale. On rencontre tous les jours dans la société des aliénés de ce genre, qui continuent à circuler librement au milieu des autres hommes, sans donner lieu à aucune plainte et sans qu'aucune action nuisible de leur part puisse motiver leur séquestration.

Mais il en est tout autrement des aliénés partiels appartenant à la seconde catégorie. Ceux-là ne peuvent contenir l'explosion de leur délire et le renfermer dans leur for intérieur. Ils éprouvent le besoin impérieux de passer à l'action. Non-seulement ils communiquent à tout venant leurs préoccupations délirantes, mais ils accusent ceux qui les entourent ; il les injurient, ils les menacent et ils se portent même envers eux à des actes violents. Tantôt ils croient avoir à se plaindre de ceux avec lesquels ils vivent et veulent alors se prémunir contre les influences fâcheuses exercées sur leur personne ; tantôt au contraire, profondément convaincus de la vérité des conceptions délirantes qui les dominent, ils veulent les faire partager à tous. Ils se font alors les propagateurs de leurs idées politiques, scientifiques ou religieuses. Non contents d'avoir fait des découvertes, ils désirent les répandre au dehors ; ils veulent faire des prosélytes et opérer des réformes dans la science, dans la religion et dans la société. En résumé, leur délire devient actif et ils cherchent à le communiquer par tous les moyens qui sont à leur disposition. Ils écrivent des lettres et des brochures ; ils font des discours ; ils adressent des réclamations aux autorités ; en un mot, ils se livrent à des actes, tantôt inoffensifs et tantôt dangereux, qui, tôt ou tard, entraînent leur séquestration dans un asile d'aliénés.

Ce qu'il faut surtout prendre en considération, au point de vue du danger que peuvent présenter ces malades, c'est l'existence ou la non-existence de paroxysmes d'excitation, alternant avec de longues périodes de calme et de rémission. La plupart des aliénés atteints de délire partiel offrent en effet des alternances plus ou moins prononcées de paroxysmes et de rémissions ; mais il en est quelques-uns chez lesquels cette variabilité dans la marche de la maladie est extrêmement prononcée. Or, c'est pendant ces paroxysmes, qui surviennent dans le cours des aliénations partielles même les plus chroniques, que se produisent la plupart des actes violents accomplis par ces malades. Il faut une certaine dose d'excitation, ajoutée à l'état habituellement passif des aliénés pour leur donner la force nécessaire pour passer à l'action. C'est dans ces périodes d'accès ou d'excitation que l'on voit les aliénés atteints de délire partiel commettre des meurtres, des incendies, ou d'autres actes violents qui peuvent les conduire devant les tribunaux. Ceux qui présentent de fréquents paroxysmes, pendant lesquels leur maladie acquiert tout à coup une vivacité inaccoutumée, sont donc les plus dangereux de tous, et ceux pour lesquels la séquestration dans un asile devient la plus nécessaire; seulement, il ne faut jamais perdre de vue que ces paroxysmes diminuent ordinairement de fréquence et d'intensité à mesure que la maladie devient plus ancienne et avance vers la chronicité.

8° *Aliénés chroniques.*

Ceci nous amène naturellement à dire quelques mots *des aliénés chroniques à délire systématisé, tendant plus ou moins vers la démence.* Ces malades, qui constituent l'immense majorité de la population des asiles, sont, en thèse générale, les moins dangereux de tous les aliénés. Si l'on excepte ceux déjà signalés précédemment, qui conservent pendant les périodes de chronicité le caractère dangereux des périodes aiguës, les aliénés chroniques, envisagés en masse, en dehors des paroxysmes qu'ils peuvent présenter, doivent être considérés comme généralement plus inoffensifs que les autres aliénés. Ils sont tous arrivés, par suite de l'ancienneté de leur maladie, à un délire stéréotypé et ils présentent constamment les mêmes caractères, aussi bien dans leurs discours que dans leurs actes. Ils répètent à tout venant les mêmes idées, absolument dans les mêmes termes, sans modification aucune, et ils sont dans leur conduite aussi uniformes que dans leurs discours. Ils adoptent presque tous un certain lieu, ou une certaine attitude, et ils renouvellent indéfiniment les mêmes actes, comme ils redisent les mêmes paroles. Les uns tournent en cercle, les autres se promènent de long en large dans le même endroit; ceux-ci parlent seuls presque constamment, ceux-là se livrent à des gestes ou à des mouvements monotones. C'est l'habitude qui joue le principal rôle dans la conduite de ces aliénés. Aussi est-on parvenu aisément, dans les asiles de tous les pays, à les soumettre à la règle, au travail et à la discipline. Ils constituent la matière molle et malléable sur laquelle le système administratif des asiles modernes a pu facilement laisser son empreinte. Une fois soumis à cet ordre général, ils revêtent, à un certain degré, les apparences de la raison; ils prennent en quelque sorte la livrée de l'aliéné chronique et ne paraissent presque pas malades, si on les envisage à distance, comme on le fait par exemple dans les asiles où le travail agricole est régulièrement organisé, ou bien dans la colonie de Gheel. Quoique leur délire intérieur persiste avec tous les caractères de la chronicité, ces malades peuvent fournir un contingent assez nombreux à la catégorie des aliénés dits inoffensifs. Plusieurs d'entre eux pourraient sans inconvénients être renvoyés dans leurs familles ou employés utilement dans des colonies agricoles. Seulement, en faisant un choix parmi ces malades, les médecins des asiles doivent tenir grand compte de la remarque générale que nous avons faite précédemment ; ils doivent noter avec soin ceux qui éprouvent de temps en temps des paroxysmes d'excitation, pendant lesquels ils récupèrent momentanément la plupart des caractères des périodes aiguës, parce que ces aliénés chroniques peuvent alors redevenir temporairement dangereux.

9° *Aliénés raisonnants.*

Avant de passer aux idiots et aux imbéciles, il nous reste encore à dire quelques mots des aliénés qui présentent, à diverses degrés, le caractère de l'état connu sous le nom de folie raisonnante. Ces malades restent la plupart du temps dans la société; d'autres fois, ils sont conduits devant les tribunaux et condamnés par les lois comme responsables de leurs actes, et ce n'est qu'exceptionnellement qu'ils sont enfermés dans les asiles d'aliénés. Encore parviennent ils fréquemment à en sortir, soit sur la demande de leurs familles, soit par l'intervention de l'autorité ou de la justice. Sans offrir habituellement un danger absolu au point de vue des actes de meurtre ou de suicide, ils sont pourtant, à d'autres points de vue, essentiellement nuisibles dans la famille et dans la société. Il faut avoir reçu les confidences de ceux avec lesquels ils ont été en rapport pendant de longues années, et qui ont été forcés de vivre avec eux d'une vie intime, pour se faire une juste idée des malheurs de tout ordre que ces malades répandent partout autour d'eux. Il n'est pas d'existence plus misérable que celle qui se trouve rivée à une pareille chaîne et personne n'est plus à plaindre que les maris, les femmes ou les enfants des aliénés raisonnants. La vie dans ces conditions constitue une sorte d'enfer anticipé et jamais séparation ne peut être ni plus légitime ni mieux motivée. Il n'est pas d'inventions mensongères, de calomnies infâmes, de dénonciations horribles, d'actes obscènes ou cyniques, de menaces ou d'actes violents de tout genre que ces malades ne soient capables d'accomplir vis-à-vis de ceux qu'ils poursuivent de leur haine ou de leurs sentiments pervers et monstrueux ! Et cela, tout en conservant vis-à-vis du public les apparences de la raison ; tout en se faisant passer pour des modèles de vertu et de patience, et tout en déversant sur les personnes qu'ils accusent les sentiment mauvais qui les caractérisent eux-mêmes ! Aussi doit-on regarder ces aliénés comme des êtres essentiellement dangereux, qu'il convient d'isoler à tout prix de la société et de la famille, où ils ne peuvent produire que des désordres, des dissensions intestines et des maux incalculables.

10° *Idiots et imbéciles.*

De tous les individus dont l'intelligence troublée ou incomplète expose la société à des dangers, les idiots et les imbéciles sont ceux que l'on laisse le plus souvent en liberté, dans l'état actuel de notre législation et de nos mœurs. Il semble, en effet, que leur inertie, leur absence de spontanéité et de ressources intellectuelles, les rendent incapables de se livrer, avec la suite et la persévérance nécessaires, aux déterminations qui sont indispensables pour arriver à l'accomplissement d'un acte violent. C'est ce qui a lieu en effet dans un grand nombre de cas. Pourvu que l'idiot trouve dans sa famille aide et protection, pourvu que l'on veille à la satisfaction de ses besoins les plus urgents et qu'on le préserve contre les actes désordonnés. qui pourraient devenir dangereux, on comprend que, surtout dans les campagnes et dans les endroits où la population est peu agglomérée, on les laisse séjourner dans leurs familles, sans les placer dans les asiles d'aliénés. Cependant, lorsqu'il s'est agi de la mise en vigueur de la loi de 1838, M. Ferrus a beaucoup insisté, et avec raison, sur les dangers de tout ordre que pouvaient faire courir à eux-mêmes ou à la société, les idiots et les imbéciles, au même titre que les aliénés. Il a fait remarquer que ces êtres dégradés offrent le plus souvent les plus mauvais instincts, qui les poussent presque fatalement à l'action, parce qu'ils ne trouvent, dans leur intelligence incomplète ou nulle, aucun contre-poids pour les arrêter. Ils sont souvent violents, disposés à frapper, à battre, à mordre, à voler, ou à incendier. De plus, non-seulement ils sont incités par nature à accomplir ces actes nuisibles ou dangereux, mais, alors même qu'ils n'en auraient pas la pensée, ils peuvent servir d'instruments dociles entre les mains de gens plus intelligents qu'eux qui cherchent à exploiter leur faiblesse dans l'intérêt de leurs passions. En outre, ils sont souvent doués d'instincts érotiques, qui les poussent à accomplir les actes les plus obscènes, même en public; ils deviennent ainsi des exemples scandaleux pour la morale publique.

D'autres sont d'un aspect hideux et repoussant. Ils vagabondent dans les rues, avec des vêtements déguenillés, ou presque en état de nudité. Ils ne peuvent donc être laissés en liberté, sans troubler, d'une manière évidente, la décence et l'ordre public. Enfin, ils sont exposés à devenir les victimes d'accidents de tous genres et surtout l'objet de la raillerie publique, qui les irrite et provoque quelquefois de leur part des réactions terribles. On a vu fréquemment des idiots, errants dans les rues ou dans les campagnes, sans cesse provoqués par les taquineries des passants, se porter, d'une manière instinctive, à des actes violents. On doit donc reconnaître que beaucoup d'idiots sont dangereux, au point de vue des actes qu'ils peuvent commettre, et le danger de les laisser en liberté est encore singulièrement augmenté par le trouble que leur présence dans les villes ou dans les campagnes apporte à chaque instant à l'ordre et à la tranquillité publique.

Cependant, d'un autre côté, on ne peut pas soutenir que tous les idiots et tous les imbéciles sans exception doivent être enfermés dans les asiles d'aliénés. Leur nombre est trop considérable pour que l'on puisse jamais songer à une mesure aussi générale. Ce serait du reste décharger imprudemment les familles d'un soin qui leur incombe naturellement et d'un devoir qu'elles remplissent souvent avec dévouement, qui est même pour plusieurs d'entre elles un besoin et la satisfaction d'un sentiment infiniment respectable.

Il faut donc arriver à distinguer parmi les idiots et les imbéciles ceux qui offrent le plus de probabilités de danger et ceux qui semblent au contraire devoir rester inoffensifs. Sous ce rapport, deux choses doivent être principalement prises en considération. La première c'est l'examen direct de l'individu lui-même. Il est des idiots généralement inertes peu disposés aux actes violents, que l'on peut laisser dans leurs familles, à la condition qu'ils y soient suffisamment surveillés et que leurs parents puissent pourvoir à leurs besoins. Il en est d'autres, au contraire, qui, même surveillés, sont d'un caractère tellement violent et ont de si mauvais instincts que l'on doit tout craindre de la part de pareils êtres, incessamment poussés au mal par l'effet de leur mauvaise nature. L'étude clinique des diverses catégories d'imbécillité et d'idiotisme mises en rapport avec les causes qui les ont produites et avec les signes physiques que les accompagnent le plus habituellement, permettra de faire progresser cette partie de la science, qui est encore aujourd'hui très-incomplète. On arrivera ainsi à mieux distinguer pratiquement les idiots et les imbéciles les plus dangereux de ceux qui peuvent rester toute leur vie inoffensifs. Les études entreprises, dans ces dernières années, sur l'hérédité qui existe entre les maladies nerveuses et mentales d'une part, et les diverses espèces d'imbécillité et d'idiotisme d'autre part, nous permettent déjà de poser quelques jalons dans cette voie à peine ouverte, où il convient de s'engager plus résolûment. Les travaux de M. Morel, par exemple, nous ont appris que les enfants idiots ou imbéciles descendant de parents alcooliques, hystériques ou épileptiques, sont ordinairement vicieux et pervers, doués des plus mauvais instincts, disposés au vol, aux actes obscènes et aux actes violents. Ils les accomplissent d'autant plus facilement qu'à côté de ces tendances dépravées coexistent chez eux quelques facultés intellectuelles isolées, qui leur fournissent des ressources inattendues pour l'accomplissement d'actes exigeant une certaine combinaison. Ceux au contraire chez lesquels l'arrêt de développement de l'intelligence paraît en rapport avec des lésions cérébrales organiques, survenues dans le sein de leur mère, ou dans les premières années après la naissance, sont en général beaucoup plus inoffensifs, parce qu'ils ont moins d'instincts violents et que leur intelligence est plus profondément anéantie.

III. — CONCLUSION.

Après avoir passé en revue les principales catégories des aliénés et avoir indiqué sommairement les principes qui doivent servir de guide aux médecins pour apprécier, avec plus ou moins de probabilité, le danger qu'ils peuvent présenter, il nous reste maintenant à tirer la conclusion de ce trop long discours. Lorsqu'on réfléchit sérieusement aux dangers de tout ordre que peuvent causer les aliénés ; lorsqu'on récapitule, par la pensée, les nombreux accidents occasionnés par eux dans tous les pays, accidents qui remplissent à chaque instant les tribunaux, les journaux politiques et les annales de la science, on s'arrête effrayé en présence de si fréquents malheurs, et dominé par une crainte bien légitime, on réclame des lois et des règlements très-sévères contre ces malades, pour opposer, à l'avenir, une digue efficace au renouvellement de pareils événements.

Il en est des accidents si fréquents causés par les aliénés laissés en liberté, comme des accidents de chemin de fer et de tous les accidents en général, les incendies ou les épidémies par exemple, qui frappent vivement les populations et attirent, d'une façon éclatante l'attention publique! Tant que l'on est sous le coup de la panique momentanée on ne trouve jamais les lois assez rigoureuses pour arriver à réprimer un si grand mal. On accuse successivement tous les employés de l'administration de négligence et d'incurie ; on fait remonter la responsabilité jusqu'au gouvernement lui-même, et l'on demande avec instance de nouveaux règlements et une répression plus efficace. Aucun moyen ne semble assez énergique pour préserver la société contre la reproduction de pareilles catastrophes.

Plus tard, au contraire, lorsque le souvenir de ces affreux malheurs s'est progressivement effacé, lorsque l'on a perdu la vivacité d'impression résultant d'un événement récent, on se demande à quoi peuvent servir tant de règlements compliqués, qui paraissent un obstacle pour la circulation publique et pour la facilité des transactions. On n'est plus frappé que du caractère vexatoire des mesures qui ont été prises, en vue d'accidents possibles sans doute, mais qui paraissent alors presque invraisemblables. S'élevant dès lors avec violence contre l'abus des réglementations inutiles, on réclame de l'administration plus de tolérance dans l'application des loi existantes et plus de facilités pour l'exercice journalier de la circulation publique. Les administrations elles-mêmes se relâchent de l'extrême sévérité des ordres donnés au moment de la terreur générale, et elles montrent plus de laisser-aller dans l'exécution des règlements qui, à une certaine époque, avaient paru les plus nécessaires. Mais, dans ces conditions de plus grande latitude laissée à tous, l'opinion publique et les administrations se trouvent tout à coup réveillées de leur quiétude par un coup de foudre, c'est-à-dire par un nouvel accident, qui provoque de nouvelles plaintes et de nouvelles réactions en sens inverse!

Action et réaction, oscillation incessante des idées d'un pôle à l'autre, telle est la loi générale de l'humanité dans toutes les questions qui sont de nature à passionner l'opinion. Or c'est là ce qui est arrivé également pour la question des aliénés dangereux. Pendant de longues années, on a vécu sous l'empire de la terreur salutaire qu'inspiraient ces malades. Les médecins, comme la société tout entière, dans la crainte de leur voir commettre les actes les plus violents, demandaient à grands cris la séquestration la plus rigoureuse contre ces malheureux malades. On les aurait volontiers placés dans des prisons pour le reste de leurs jours, et sacrifiés impitoyablement à l'intérêt général, sans admettre qu'on pût songer un seul instant à adoucir leur sort, à leur fournir des moyens d'exercice et de travail en plein air et à leur concéder une certaine dose de liberté qui paraissait complétement incompatible avec leur propre sécurité, ou avec la sécurité publique. Peu à peu cependant, la philanthropie moderne, fille de la charité chrétienne, est parvenue à appliquer aux aliénés les principes d'hygiène et d'humanité que l'on avait déjà proclamés comme indispensables pour les prisonniers eux-mêmes. On a ainsi progressivement augmenté, dans toute l'Europe, depuis le commencement de ce siècle, la somme de liberté et de bien-être dont peuvent jouir les aliénés, sans compromettre leur sûreté, ou celle de la société. Mais aujourd'hui l'on ne veut plus se contenter de cette dose déjà si considérable de liberté accordée aux aliénés dans les asiles les mieux organisés de tous les pays. On prêche une véritable croisade contre la séquestration en général et contre les asiles fermés eux-mêmes. On réclame comme un droit imprescriptible pour les aliénés et comme un devoir absolu pour la société, la liberté illimitée pour ces pauvres malades, sans s'inquiéter des dangers auxquels exposerait inévitablement une semblable réforme et en perdant complétement de vue les accidents de tout ordre que produisent, tous les jours et dans tous les pays, les aliénés que l'on n'a pas assez tôt séquestrés. Tel est le courant d'idées de l'époque actuelle. Il entraîne tous les esprits et nous ne pouvons lui opposer, pour le moment, que des digues impuissantes, tant il est rapide et irrésistible ! Mais la loi de la réaction suivant nécessairement l'action, qui gouverne le monde moral comme le monde physique, ramènera tôt ou tard l'opinion publique en sens inverse, et cela d'autant plus rapidement et plus sûrement qu'elle aura été plus vivement entraînée.

Après quelques années passées dans cet aveuglement général, de graves accidents causés par des aliénés, dans des circonstances d'une notoriété exceptionnelle, viendront tout à coup éclairer l'opinion qui s'est laissé égarer. Ils lui ouvriront tellement les yeux qu'elle passera immédiatement d'un extrême à l'autre et voudra presque revenir aux rigueurs excessives de l'ancien temps, qui ne sont pourtant plus de notre époque ! Tâchons donc, Messieurs, de prévenir, à l'avance, ce revirement si brusque et presque inévitable de l'opinion publique. Examinons sérieusement les circonstances dans lesquelles les aliénés sont plus spécialement dangereux, afin de fournir des éléments scientifiques au jugement des médecins et des administrateurs chargés de trancher chaque jour ces questions délicates. Sachons nous tenir à égale distance d'une confiance sans bornes et d'une terreur puérile et non raisonnée. Cherchons à apprécier les conditions dans lesquelles les aliénés vraiment dangereux doivent être placés pour éviter d'horribles accidents, mais sachons aussi reconnaître que beaucoup d'aliénés sont plus inoffensifs qu'on ne le croit généralement. Acceptons, pour ces catégories de malades, très-probablement inoffensifs, des conditions plus douces d'existence, qui assureront leur bien-être et permettront un mode plus convenable d'assistance, sans compromettre, d'une manière notable, les garanties de sécurité que la société est en droit d'exiger. Cessons de proclamer, d'une manière absolue, le principe général que tous les aliénés sont nécessairement dangereux et qu'ils doivent être tous soumis indistinctement, sans acception des formes ou des périodes de leur affection, au même degré de séquestration. Profitons de l'expérience acquise, sur une grande échelle, dans tous les établissements de l'Europe, où l'on augmente successivement la somme de liberté accordée à ces malades, sans avoir à le regretter au point de vue de leur sécurité ni de celle de la société; profitons aussi de l'expérience spéciale, faite d'une manière si surprenante dans la colonie de Gheel et en général dans toutes les colonies agricoles où l'on recueille des aliénés.

Tenons-nous, en un mot, également éloignés des deux opinions extrêmes, qui sont l'une et l'autre exagérées, c'est-à-dire de la séquestration appliquée à tous les aliénés sans exception et de la liberté de circulation laissée indistinctement à tous ces malades.

Ici, comme en toute chose, la vérité est entre les extrêmes, et nous devons nous garder de toutes les exagérations. Etudions donc cliniquement, sur les aliénés eux-mêmes, les formes et les périodes des maladies mentales, qui permettent de prévoir, avec quelque probabilité, le degré de danger que peuvent présenter ces malades et par cette étude consciencieuse, nous fournirons des éléments pour la solution de l'une des questions pratiques les plus délicates que l'on puisse aborder dans notre spécialité.

DES ASILES SPÉCIAUX POUR LES ALIÉNÉS DITS CRIMINELS.

Discours prononcé dans la séance du 16 novembre 1868.

MESSIEURS,

Dans un premier discours, nous avons envisagé la question des aliénés dangereux au point de vue de la loi et de l'assistances publique, ainsi qu'au point de vue de l'observation clinique. Je me propose aujourdh'ui d'examiner un autre aspect du sujet, qui sans être lié au précédent d'une manière indissoluble, s'y rattache néanmoins par des liens assez nombreux pour qu'il soit difficile de les séparer. Je veux parler de la création *d'asiles spéciaux pour les aliénés dits criminels*, c'est-à-dire pour les aliénés dangereux traduits devant les tribunaux, ou ayant subi une condamnation judiciaire.

Ces asiles spéciaux existent déjà en Angleterre et plusieurs médecins distingués proposent d'en fonder de semblables en France. Pour ma part, cette fondation ne me paraît justifiée, ni au point de vue de l'intérêt social ni au point de vue des aliénés eux-mêmes. Je vous demande donc, Messieurs, la permission de vous exposer les motifs de mon opposition. Je diviserai ce discours en trois parties. Dans la première, je ferai l'historique rapide de la question. Dans la seconde, je mentionnerai les points principaux de la législation anglaise sur ce sujet. Dans la troisième enfin, je discuterai les motifs mis en avant par les partisans de ces asiles spéciaux et je chercherai à démontrer l'inutilité de leur création.

I. HISTORIQUE.

Dans les trois royaumes unis de la Grande-Bretagne et de l'Irlande, il faut remonter jusqu'au commencement de ce siècle pour trouver l'origine des vœux exprimés en faveur de cette fondation spéciale. En 1800, à la suite d'un meurtre célèbre accompli par un aliéné, les pouvoirs publics se préoccupèrent sérieusement des dangers que faisaient courir à la société les aliénés criminels, et plusieurs actes législatifs furent adoptés, dès cette époque, relativement aux aliénés de cette catégorie. Depuis lors, de nombreux articles furent ajoutés successivement à cette législation. Beaucoup de médecins, des directeurs d'asiles et de prisons et des membres des commissions législatives du parlement exprimèrent, à divers intervalles, des vœux très-explicites en faveur de cette nouvelle institution, et ces vœux arrivèrent peu à peu à se réaliser dans les lois et dans les faits.

Depuis longtemps déjà, il existait à l'asile de Bedlam à Londres, une section spéciale destinée à recevoir les aliénés criminels. Des divisions du même genre se rencontraient aussi dans quelques autres asiles de la Grande-Bretagne et surtout dans les prisons. Mais c'est en Irlande que l'idée d'un asile réellement distinct pour les aliénés criminels a été réalisée pour la première fois.

Dès l'année 1813, les autorités irlandaises émirent le vœu de voir fonder un asile spécial pour les aliénés criminels et cette création fut décidée près de Dublin. Cet asile fut, en effet, construit à Dundrum dans les années suivantes et ouvert en 1850. Il a fonctionné depuis cette époque d'une manière régulière. Après 14 ans d'existence, dans leur rapport en 1864, les commissaires irlandais, revenant sur l'historique de cette institution et sur son fonctionnement, en font le plus grand éloge et se félicitent des services qu'elle a rendus.

En Écosse, on n'a pas créé d'asile spécial. On s'est borné à placer un certain nombre d'aliénés dits criminels dans une section particulière de la prison de Perth. Les commissaires écossais, dans leur rapport de 1857, donnent à cet égard des explications détaillées et exposent les motifs pour lesquels ils ne sont pas partisans de la création d'asiles spéciaux pour les aliénés criminels.

En Angleterre, dès 1844, c'est-à-dire dès leur premier rapport général, les *commissaires in Lunacy* ont demandé la création d'asiles spéciaux pour les aliénés criminels, et ils ont émis depuis lors la même opinion dans tous leurs rapports successifs. Ces vœux, exprimés par les commissaires, ont eu pour résultat de faire prendre successivement des mesures législatives variées, qui figurent dans les actes parus depuis 1845 jusqu'à ce jour, et qui sont confirmatives ou rectificatives les unes des autres. Tous les ans, les commissaires (surtout dans leur

8e rapport) ont insisté sur les mêmes arguments qui, à leurs yeux, militaient en faveur de la création d'asiles spéciaux pour les aliénés criminels, et à force de répéter ces motifs, ils ont fini par décider les pouvoirs publics à voter la fondation d'un asile spécial, qui a été construit à Broadmoor. La division des femmes de cet asile a été ouverte en 1863, et une grande partie de la division des hommes en 1864. Dans leur rapport de 1865, les commissaires donnent des détails sur l'organisation intérieure de cet asile. Ils constatent qu'en décembre 1864, il renfermait 309 malades, dont 213 hommes et 94 femmes. Ils se félicitent de cette création, tout en déplorant que l'installation n'en soit pas encore complète, et ils indiquent les principes qui, dans leur opinion, doivent servir de base aux admissions dans cet asile.

En France, Georget est le premier qui, en 1828, ait exprimé le désir de voir créer des sections spéciales pour les aliénés ayant subi une condamnation judiciaire.

M. Brierre de Boismont, dans les Annales d'hygiène, en 1846, a émis le même vœu, en s'appuyant sur des considérations que nous allons développer tout à l'heure et sur l'exemple de l'Angleterre, dont il a cité les lois et les tentatives partielles de réalisation en faveur de cette institution.

En 1863, M. Legrand du Saulle a soutenu la même opinion, dans notre Société, à l'occasion de la discussion sur la responsabilité partielle. M. Parchappe, dans son ouvrage sur les asiles d'aliénés, a aussi consacré quelques pages à l'examen de cette question. Il a admis la création d'un asile spécial, ou bien de sections distinctes dans certains asiles ou dans les prisons, pour les aliénés criminels, et il paraît, en définitive, s'être prononcé pour cette dernière solution, d'annexer un quartier d'aliénés à quelques maisons centrales.

En France, on ne peut citer, comme réalisation de cette idée, que le quartier de sûreté de Bicêtre, construit sur le modèle de certaines prisons cellulaires américaines. Ce quartier de sûreté présente de grands inconvénients pour les aliénés; il ressemble beaucoup trop à une prison; il ne s'applique guère qu'à 25 ou à 30 malades, réunis par le hasard plutôt que par la nécessité d'une plus grande surveillance, et l'on regrette de le trouver cité avec éloges dans l'ouvrage de M. Parchappe.

Encore aujourd'hui, dans les conseils du gouvernement, on parle de créer de semblables sections, soit dans les asiles d'aliénés, soit dans les maisons centrales; il est donc utile d'étudier sérieusement cette question.

II. LÉGISLATION ANGLAISE.

Les lois anglaises, relatives aux aliénés dits criminels, sont très-nombreuses. Elles contiennent des dispositions qui se corrigent les unes par les autres et qui donnent lieu ainsi à une grande complication. Cependant, on peut résumer assez brièvement les principes qui ont servi de base à ces divers articles de loi, destinés à réglementer la situation des aliénés criminels et leur placement dans les asiles. En partant de l'idée, adoptée en Angleterre, de créer des asiles spéciaux pour les aliénés ayant commis des actes justiciables des tribunaux, on ne pouvait cependant se décider à y placer tous les aliénés de ce genre, sans exception. Le nombre en eût été trop considérable. Il fallait donc établir des distinctions, soit au point de vue des actes accomplis, soit au point de vue des divers temps de la procédure. Or les lois ont admis d'abord que l'on n'enfermerait dans les asiles spéciaux que les aliénés ayant commis des crimes contre les personnes, ou même en général des crimes monstrueux par eux-mêmes ou par les circonstances qui les avaient accompagnés.

C'était déjà un moyen de diminuer considérablement le nombre des admissions. Mais une distinction plus importante encore ressort clairement de la lecture des divers articles de loi, et sert de base, en Angleterre, au classement des aliénés dits criminels. Sans entrer dans les détails des différents temps de la procédure anglaise, dont l'exposé exigerait des développements trop considérables, nous nous servirons des termes usités en France, quoiqu'ils ne correspondent pas exactement à ceux de la législation anglaise, parce que ces derniers seraient trop compliqués et nuiraient à la clarté de notre exposé.

On peut diviser en trois temps principaux toute procédure criminelle, aussi bien en Angleterre qu'en France et dans les autres pays du monde.

Un individu, arrêté à la suite d'un acte réputé crime ou délit, est d'abord conduit devant un premier magistrat chargé de l'interroger. Que ce magistrat s'appelle commissaire de police, juge de paix, procureur impérial ou juge d'instruction, il représente le premier degré de l'instruction, ou de l'enquête judiciaire. Or il arrive très-souvent, en Angleterre, comme en France, que ce magistrat, en soumettant l'individu à un premier interrogatoire, s'aperçoit bientôt qu'il est réellement aliéné, ou bien conçoit à son égard des soupçons tels qu'il en appelle à un médecin expert pour juger son état mental. Lorsque la folie de l'individu, prévenu d'un crime ou d'un délit, est ainsi constatée, dès les premiers temps de la procédure, alors qu'aucune mesure judiciaire n'a encore été prise contre lui, les lois anglaises, comme les lois françaises, donnent à ce premier magistrat, le droit de s'adresser à l'administration pour le faire transférer dans un asile d'aliénés. Or le nombre des aliénés ainsi arrêtés et renvoyés dans les asiles par mesure administrative, à la suite d'une ordonnance de non-lieu, est extrêmement considérable, beaucoup plus même qu'on ne l'imagine au premier abord. Il constitue une part très-grande dans les entrées des asiles d'aliénés. Si donc les lois relatives aux admissions dans les asiles pour les aliénés criminels comprenaient ceux qui appartiennent à cette catégorie, ce ne serait plus un seul asile de ce genre qui serait nécessaire, pour l'Angleterre par exemple, mais plusieurs asiles considérables; encore ne pourrait-on jamais suffire au nombre des entrées! Ce n'est donc pas cette catégorie d'aliénés que la loi anglaise a voulu séparer de ceux des autres asiles et placer dans des conditions spéciales. A l'exception de quelques cas exceptionnels, ayant attiré l'attention publique par la grande notoriété de l'acte accompli, ou par la monstruosité des circonstances qui l'ont accompagné, la plus grande partie des malades de cette catégorie sont envoyés dans les asiles d'aliénés ordinaires et ne sont pas dirigés sur les établissements consacrés aux aliénés criminels.

Voilà donc déjà une première catégorie, et une catégorie très-considérable, qui doit être exclue des asiles spéciaux pour les aliénés criminels, quoique ces malades aient réellement commis des actes qui les ont fait conduire devant les tribunaux.

Il existe encore une seconde catégorie d'aliénés qui doit subir le même sort que la précédente; c'est celle des individus reconnus aliénés pendant le cours de l'instruction judiciaire, ou pendant la durée du procès. Or, ces individus, reconnus malades avant d'avoir été condamnés, sont envoyés directement, comme les précédents, dans les asiles ordinaires, sans passer par la prison. N'ayant pas été flétris par la loi, ils ne sont pas considérés comme criminels et peuvent dès lors, sans inconvénients, être mélangés avec les autres aliénés.

Reste maintenant la dernière catégorie. C'est la plus considérable de toutes et la seule sur laquelle puisse porter le choix pour l'admission dans les asiles d'aliénés criminels. Ces aliénés ont réellement subi une condamnation judiciaire. Ils ont donc été considérés comme coupables et envoyés comme tels dans une prison. Là, plus ou moins longtemps après leur entrée, ils ont été reconnus aliénés. L'aliénation pouvait exister au moment du crime, ce qui est le cas le plus fréquent, ou bien elle s'est manifestée seulement dans la prison, ce qui est beaucoup plus rare qu'on ne l'imagine. Quoi qu'il en soit, ces aliénés, condamnés comme criminels, peuvent seuls être admis dans les asiles spéciaux. Encore faut-il que les actes commis par eux aient été assez violents et assez graves pour qu'il devienne fâcheux de les mélanger avec d'autres malades n'ayant pas eu les mêmes antécédents.

Par ce résumé rapide des trois catégories principales d'aliénés ayant comparu devant la justice, vous voyez, Messieurs, que les lois anglaises, tout en proclamant la nécessité de placer dans des asiles spéciaux les aliénés dits criminels, ont pourtant singulièrement restreint leur nombre. Elles ont admis que beaucoup de ceux appartenant à la 1re, à la 2e, et quelquefois même à la 3e catégorie que nous venons d'indiquer, devaient être placés dans les asiles ordinaires et non dans les asiles spéciaux pour les criminels.

Quels sont donc les motifs qui ont conduit les législateurs à demander des asiles distincts pour certains aliénés dits criminels et non pour tous ? C'est là ce qu'il s'agit maintenant d'examiner.

III. MOTIFS ALLÉGUÉS EN FAVEUR DES ASILES SPÉCIAUX POUR LES ALIÉNÉS DITS CRIMINELS.

L'idée de créer des asiles spéciaux pour les aliénés criminels paraît au premier abord une véritable monstruosité ! Ces deux mots semblent, en effet, tellement incompatibles qu'on ne peut comprendre comment on a pu jamais songer à les associer !

Dire qu'un individu est aliéné, c'est éloigner de lui toute idée de criminalité.

Le mot d'aliéné criminel est donc plus inadmissible et plus cruel encore que celui d'aliéné incurable. Or, de même qu'on s'est élevé avec raison contre le titre d'établissement d'incurables donné autrefois aux asiles consacrés aux aliénés chroniques, de même, à plus forte raison, doit-on repousser le nom d'asiles pour les aliénés criminels, qui perpétue une erreur et des préjugés qui ne sont plus de notre époque! Cette dénomination est une sorte de protestation permanente contre les progrès accomplis depuis le commencement de ce siècle, qui ont fait considérer les aliénés comme des malades dignes de sympathie et de pitié et qui les ont fait séparer à tout jamais des criminels infracteurs des lois! Alors même que la chose devrait être conservée, il conviendrait donc de changer le nom! S'il est utile de créer des asiles pour les aliénés condamnés par la justice, au moins faudrait-il, dès lors qu'on les considère comme des aliénés, leur enlever l'épithète de criminels, qui ne doit jamais s'appliquer à de pauvres malades dépourvus de responsabilité et partant de culpabilité.

Mais laissons de côté le mot et examinons de près la chose en elle-même.

Comment a-t-on pu jamais songer à créer des asiles spéciaux pour les aliénés frappés par la justice? Ces aliénés, arrêtés comme coupables d'actes qualifiés crimes ou délits par la loi, et acquittés comme irresponsables, ou bien d'abord condamnés et plus tard seulement reconnus aliénés, ces aliénés, dis-je, diffèrent-ils, sous un rapport quelconque, de tous ceux qui sont envoyés dans les asiles, sans avoir été préalablement traduits devant la justice? N'est-ce pas par suite d'un simple hasard, que les uns sont enfermés après un acte commis, tandis que les autres l'ont été auparavant afin de les empêcher d'en commettre? N'est-ce pas là le résultat de circonstances toutes fortuites, qui seules décident de l'avenir différent de ces deux catégories d'aliénés? Cette distinction tout artificielle n'est-elle pas, du reste, plus apparente que réelle? Ne trouve-t-on pas, en effet, parmi les aliénés dirigés sur les prisons, à la suite d'une condamnation judiciaire, toutes les formes, toutes les variétés et toutes les périodes des maladies mentales? N'existe-t-il pas, parmi eux, comme parmi les autres aliénés envoyés dans les asiles, des paralytiques, des idiots, des épileptiques, des maniaques, des mélancoliques, des déments, etc.?

Pour s'en convaincre, il suffit de se demander quels sont les aliénés capables de commettre certains actes réputés criminels, tels que l'homicide, le vol, l'incendie, les actes obscènes, etc., etc., sans parler du vagabondage et d'autres actes moins importants considérés comme des délits? N'est-il pas évident que tous ces actes peuvent être commis par des aliénés appartenant aux formes les plus diverses des maladies mentales?

Ils ne diffèrent en rien, excepté par l'acte accompli, de tous les aliénés qui sont enfermés journellement dans les asiles ordinaires. La contre-preuve est, d'ailleurs, bien facile à faire. On n'a, pour cela, qu'à visiter les asiles spéciaux consacrés en Angleterre aux aliénés dits criminels, ou bien à lire les comptes rendus annuels publiés par les médecins qui les dirigent. On se convaincra ainsi, d'une manière indubitable, que ces asiles renferment des aliénés de toutes les catégories, et qui ne diffèrent sous aucun rapport de ceux que l'on rencontre dans les autres asiles. Les directeurs de ces établissements ont eu, du reste, la franchise de l'avouer très-catégoriquement dans leurs rapports, et les commissaires anglais eux-mêmes, qui ont cependant poussé, pendant longtemps, à la création de ces asiles spéciaux, n'ont pas craint non plus de faire, à diverses reprises, le même aveu. Les aliénés ayant commis des crimes, tels que meurtres, vols, viols, incendies, etc., etc., sont donc absolument semblables, sous tous les rapports, aux aliénés qui appartiennent à la même variété morbide, mais que le hasard des événements n'a pas poussés à accomplir des actes de ce genre, quoique ceux-ci fussent en quelsorte commandés par la nature de leur maladie.

Ils sont même quelquefois plus inoffensifs et moins dangereux, que beaucoup d'autres malades arrêtés avant d'avoir eu le temps de se livrer à des actes violents, mais qui y sont en réalité très-portés, soit par leur caractère normal, soit par la nature spéciale de leur affection.

Quelles sont donc les raisons principales que l'on a fait valoir en faveur de la création de semblables asiles? Ces raisons sont au nombre de trois :

1° *Motif de sécurité.*

On a d'abord soutenu que les individus condamnés à la suite d'actes dangereux pour la société, alors même qu'ils étaient reconnus aliénés, devaient être séquestrés dans des conditions de sécurité tout à fait spéciales, afin d'éviter le plus possible leur évasion et de protéger la société, d'une façon plus certaine, contre le retour de malheurs analogues à ceux qu'ils avaient déjà causés avant leur condamnation. Sans doute, dit-on, ces individus sont des malades; comme tels, ils ont droit à tous les soins que nécessite leur affection; par conséquent, ils ne doivent pas être, comme autrefois, confondus pêle-mêle avec les prisonniers et enfermés dans les prisons, où leur maladie s'aggraverait par le régime cellulaire, ou bien ne recevrait pas les soins nécessaires à leur guérison; mais, d'un autre côté, ce sont des malades plus dangereux que les autres; dès lors, on doit prendre à leur égard des précautions spéciales, motivées par les craintes légitimes qu'ils inspirent et les tenir séquestrés dans des asiles offrant plus de garanties contre les évasions que les asiles ordinaires, surtout alors que la tendance progressive de notre époque consiste à donner aux habitants de ces asiles une liberté de plus en plus grande, à les laisser même circuler librement dans de vastes champs en culture, où les évasions deviennent chaque jour plus faciles.

A mesure que les asiles d'aliénés s'éloignent davantage de la prison pour se rapprocher des habitations ordinaires, il devient de plus en plus nécessaire, dit-on, de créer quelques asiles spéciaux, intermédiaires aux asiles d'aliénés et aux prisons, pour y renfermer les malades plus particulièrement redoutables, qui ont subi des condamnations judiciaires, à la suite d'actes vraiment dangereux pour la société.

Telles sont les considérations qui ont conduit beaucoup d'administrateurs et de médecins distingués, en Angleterre comme en France et dans d'autres pays, à demander des sections spéciales dans les asiles d'aliénés ou dans les prisons, ou bien des asiles complétement distincts pour les aliénés dits criminels.

Ces motifs, considérés d'une manière générale, paraissent au premier abord sérieux et rationnels; mais, en les examinant de près, à un point de vue essentiellement pratique, on peut, selon nous, les combattre avec avantage, ou du moins en réduire singulièrement la valeur.

Et d'abord, tous les asiles d'aliénés, alors même qu'on augmenterait encore le dégré de liberté dont jouissent déjà ces malades, doivent, au moins dans certaines sections, présenter toutes les garanties nécessaires pour préserver contre les évasions les malades dangereux pour eux-mêmes et pour la société. Il est impossible, en effet, que tous les asiles ne contiennent pas au moins quelques malades très-dangereux, ayant besoin d'une surveillance spéciale et exigeant, à ce point de vue, quelques précautions particulières. Or si ces précautions sont prises dans tous les asiles, pour quelques malades, pourquoi ne les appliquerait-on pas également à ceux qui, ayant été condamnés par les tribunaux, seraient signalés comme plus particulièrement dangereux? Quelle raison aurait-on, pour appliquer aux uns des mesures qu'on n'appliquerait pas aux autres? N'est-il pas évident que certains aliénés, n'ayant pas été arrêtés ou condamnés, peuvent être aussi dangereux, et même plus dangereux, que ceux qui ont subi par hasard une condamnation judiciaire? On ne doit jamais oublier, quand on se place au point de vue de la sécurité, que si des précautions spéciales doivent être réclamées pour les aliénés dangereux, elles ne doivent pas l'être uniquement pour ceux qui ont été condamnés comme criminels. Aliénés dangereux et aliénés criminels ne sont pas deux expressions synonymes, tant s'en faut! Or telle est précisément la confusion à laquelle on se laisse trop souvent entraîner. On soutient que les aliénés ayant commis des actes graves doivent être soumis à une surveillance spéciale, et en cela on a parfaitement raison; mais on a le tort de croire que les aliénés condamnés par les tribunaux pour un de ces actes sont les plus dangereux de tous! On prend, en un mot, la condamnation préalable comme critérium du danger que peuvent présenter les aliénés! Beaucoup d'aliénés venant des prisons et envoyés par cela seul dans les quartiers de sûreté des asiles, ou dans les asiles spéciaux en Angleterre, se trouvent ainsi condamnés à une surveillance sévère et à un régime cellulaire des plus pénibles, alors qu'ils sont pourtant souvent tranquilles et inoffensifs. D'autres malades au contraire, entrés directement dans les asiles ordinaires, sans avoir passé par les tribunaux, soit parce qu'ils n'avaient pas encore commis d'actes violents, soit parce qu'en ayant commis, ils ont été jugés de suite aliénés sont infiniment plus dangereux, et exigent beaucoup plus de surveillance qu'un grand nombre de ceux qui viennent des prisons et qui, comme tels, sont soumis à un régime spécial. C'est ce que l'on constate par exemple tous les jours au quartier de sûreté de Bicêtre, lorsqu'on le compare aux autres sections du même hospice! Quelques malades, enfermés à la sûreté, pour des actes peu importants, tels que des vols ou des délits divers, par exemple des paralytiques à la première période, sont réellement inoffensifs et devraient jouir des bienfaits de la demi-liberté que leur offriraient les autres sections de l'asile. Or, ils se trouvent soumis à une prison cellulaire continue, par suite de leur condamnation préalable, tandis que d'autres malades, entrés directement dans le service des aliénés ordinaires, sont au contraire plus dangereux et plus redoutables qu'eux. Sans doute l'administration laisse aux médecins le droit de faire transférer ces aliénés spécialement dangereux, au quartier de sûreté, lorsqu'ils leur inspirent des inquiétudes sérieuses, au point de vue des violences auxquelles ils pourraient se livrer, comme sous le rapport de l'évasion. D'un autre côté, les aliénés placés au quartier de sûreté peuvent, à leur tour, être momentanément ramenés, par mesure administrative, dans les autres sections de l'asile, par exemple à l'infirmerie, lorsqu'ils ont besoin de soins spéciaux. C'est là assurément une atténuation du mal dans la pratique, mais c'est aussi une infraction grave au principe qui sert de base à la création des quartiers spéciaux pour les aliénés criminels, et partant, une reconnaissance implicite des inconvénients inhérents à ce système, puisqu'on est obligé de corriger, dans l'application, ce que ce principe a de trop rigoureux! Du reste, cette latitude laissée aux médecins ne s'applique qu'à quelques cas exceptionnels, et est rarement mise en pratique. De plus, elle n'est applicable que lorsque la translation des aliénés dits criminels a lieu dans une autre section d'un même asile. Elle ne serait plus praticable pour un asile tout à fait spécial. La distance et es deux directions distinctes rendraient ces échanges de malades extrêmement difficiles, et dans tous les cas très-rares, alors même qu'on les admettrait en principe.

D'ailleurs, une chose que l'on ne doit jamais perdre de vue, quand on veut se tenir sur le terrain de la pratique, c'est le nombre réellement très-restreint des malades que les partisans de ces asiles spéciaux songent à y placer, et partant le peu d'importance de ce nombre si limité, en comparaison de celui bien autrement considérable des aliénés vraiment dangereux! Le quartier de sûreté de Bicêtre ne contient actuellement que 25 malades environ sur 800 aliénés que renferme cet hospice. L'asile de Broadmoor a 300 malades et il est le seul asile de l'Angleterre. L'asile de Dundrum, pour toute l'Irlande, n'a que 120 aliénés. Il en est de même de la prison de Perth, qui remplit le même rôle pour l'Écosse. En parlant en faveur de la plus grande sécurité offerte par les asiles spéciaux pour les aliénés criminels, on plaide donc, en réalité, pour une très-minime partie des aliénés dangereux, et non pour la grande majorité. On croit proposer des mesures spéciales de protection pour les aliénés les plus dangereux, et l'on oublie, ou l'on ignore, que le plus grand nombre des aliénés dangereux se trouvent soustraits en fait à ce classement arbitraire et qu'ils restent confondus avec les aliénés les plus inoffensifs dans les asiles ordinaires. Or, si ces asiles présentent des garanties suffisantes pour contenir la grande majorité des malades dangereux et pour préserver la société contre leur évasion, pourquoi n'offriraient-ils pas aussi ces mêmes conditions pour le petit nombre des aliénés dits criminels qui ne se distinguent des autres aliénés dangereux que par le fait accidentel de leur condamnation judiciaire et nullement par les caractères fondamentaux de leur maladie ?

De plus, c'est une erreur de croire que, dans les asiles spéciaux pour les aliénés criminels, à moins d'en faire de véritables prisons cellulaires, on puisse offrir, des garanties réellement plus sérieuses contre les évasions que celles que l'on rencontre dans les sections d'agités de nos asiles. La sécurité résultera-t-elle par exemple du nombre plus considérable des gardiens ? Mais ne peut-on pas établir, dans les asiles ordinaires, des quartiers où le nombre des gardiens serait plus considérable, pour veiller sur les aliénés plus spécialement dangereux, comme les suicides et les homicides ou pour les malades ayant besoin de soins particuliers à divers points de vue ? M. Parchappe, par exemple, n'a-t-il pas demandé la création, dans tous les asiles, d'un quartier spécial, dit de surveillance continue, comme condition essentielle de son programme? D'un autre côté, compter, pour la plus grande sécurité, sur la disposition des localités, sur la construction spéciale des cellules, des salles communes ou des cours, sur les portes et fenêtres plus solides et mieux fermées, et sur les murs plus élevés, c'est s'exposer à revenir en arrière, en se rapprochant des anciens asiles ou des prisons, dont tout doit tendre au contraire à nous éloigner. D'ailleurs, dans les limites acceptables sous ce rapport, on peut créer, dans tous les asiles, un quartier offrant ces conditions spéciales de sécurité, dans lequel on placerait, non-seulement les aliénés dits criminels, mais tous les aliénés reconnus par le médecin comme les plus dangereux, quel qu'ait été leur mode d'admission dans les asiles. Ce serait là certainement un moyen de classement bien préférable au critérium tout à fait vicieux qui sert aujourd'hui de base unique pour distribuer les malades entrants dans les quartiers de sûreté, ou dans les autres sections du même asile.

Enfin, une dernière considération que nous ne devons pas négliger, c'est que le nombre des évasions effectuées dans ces asiles ou dans ces quartiers spéciaux, est aussi grand et même quelquefois plus considérable que dans les asiles ordinaires. Ceci s'explique, non-seulement par la nature spéciale des malades que l'on y enferme et qui ressemblent plus ou moins aux prisonniers ordinaires, mais surtout par les conditions plus dures de la détention qui, en l'absence de toute liberté de circulation et de toute distraction, concentre l'activité intellectuelle des malades sur le désir de la liberté et sur les moyens à employer pour sortir d'un lieu où le système cellulaire est appliqué avec une rigueur presque égale à celle des prisons! Dans les asiles de tous les pays on a fait cette remarque générale, bien digne de fixer nos méditations et de modifier même quelques-uns de nos principes les plus arrêtés, que le nombre des évasions est presque toujours en rapport avec le degré de répression appliqué aux aliénés. Dans une certaine mesure, bien entendu, plus on accorde aux aliénés de liberté compatible avec leur état et moins il y a de tentatives d'évasion. Celles-ci augmentent, au contraire, en raison directe de l'excessive sévérité employée à l'égard de ces malades, sous le rapport des localités comme des règlements. Cela ne veut pas dire assurément que l'on doive donner aux aliénés une liberté absolue, ni les laisser sans surveillance aucune et sans les moyens de protection nécessaires; mais cela veut dire que ce n'est pas en exagérant outre mesure la compression et la sévérité des règlements, que l'on diminuera le nombre des évasions, et que l'on offrira à la société les plus sérieuses garanties contre les dangers auxquels l'exposent les aliénés!

2° *Motif moral.*

La seconde raison que l'on a mise en avant en faveur de la création des asiles spéciaux pour les aliénés criminels est une raison toute morale. Aux yeux des partisans de ces asiles ce motif est le plus important de tous! Mélanger, dit-on, avec les aliénés ordinaires, des individus ayant commis les crimes les plus atroces, qui ont attiré sur eux l'attention publique, et qui ont acquis ainsi, dans leur pays, une triste notoriété, c'est blesser profondément les sentiments les plus honorables des familles et des aliénés eux-mêmes, qui, n'ayant pas commis de crimes semblables, peuvent être impressionnés péniblement, et d'une façon souvent nuisible pour leur guérison, par ce contact repoussant avec des individus qui ont soulevé l'indignation publique. Les aliénés, en effet, comme leurs parents, ne peuvent se décider à les considérer comme des malades, à cause de la profonde horreur qu'inspirent les actes auxquels ils se sont livrés ! Tel aliéné par exemple, condamné par les tribunaux, et envoyé plus tard dans un asile, a tué sa femme après l'avoir coupée en morceaux ; tel autre s'est rendu coupable d'un grand nombre d'assassinats, ou d'empoisonnements, qui en ont fait la terreur de toute une contrée et qui ont rendu son nom malheureusement célèbre dans le pays même où se trouve l'asile dans lequel on l'enferme comme malade ! N'est-ce pas là, dit-on, une honte infligée à des aliénés honnêtes et à leurs familles, que de les confondre pêle-mêle, dans la même maison, avec de pareils monstres dont le voisinage seul fait frémir d'horreur ! N'est-ce pas, en un mot, faire rejaillir sur les autres aliénés et sur leurs familles, la tache de leur condamnation judiciaire, qui n'est pas suffisamment lavée, aux yeux du public, par leur état actuel de maladie mentale ?

Telle est, dans toute sa force, l'objection sans cesse renouvelée, en France et en Angleterre, contre le mélange de certains grands criminels, devenus aliénés, avec la masse des malades qui n'a jamais eu aucun démêlé avec la justice, et que doit protéger, contre ce contact impur, le droit sacré de la maladie et du malheur !

Mais parler ainsi, Messieurs, n'est-ce pas partager les préjugés du public, les encourager par son approbation et même leur accorder une importance qu'ils n'ont pas ? Peu importe en effet la notoriété du crime, ou l'horreur des diverses circonstances qui l'ont accompagné. Dès que l'individu, ayant commis une action monstrueuse, ou un crime atroce, est déclaré aliéné, il acquiert, par cela seul, des droits à la pitié et à la sympathie de tous, et la tache ou la honte de sa condamnation judiciaire disparaissent complétement, pour faire place à la compassion et au respect dus à un homme malheureux. Ce sont là des principes qui ont prévalu dans tous les pays depuis 80 ans, c'est-à-dire depuis la réforme des asiles d'aliénés ! Or les médecins doivent faire tous leurs efforts pour propager ces principes, pour les faire accepter par tous, au lieu de contribuer à perpétuer les préjugés contraires, en leur donnant une sorte d'approbation tacite, par la création d'asiles qui reposent sur ces idées fausses et arriérées.

Encourager ces préjugés publics, en leur accordant une valeur qu'ils n'ont pas, c'est donc, selon nous, marcher au rebours du progrès! C'est revenir en arrière, à l'époque ou l'on ne voulait jamais voir un malade dans un criminel, dont les actions monstrueuses excitaient l'indignation publique, au lieu de provoquer la compassion et une pitié affectueuse.

Bien loin d'entretenir ces préjugés d'un autre âge, les médecins doivent aujourd'hui faire tous leurs efforts pour les combattre, par tous les moyens en leur pouvoir. Or le meilleur moyen consiste précisément à favoriser l'entrée des aliénés dits criminels dans les asiles consacrés à tous les autres aliénés, où ils recevront les mêmes soins et où ils seront l'objet des même égards que s'ils n'avaient jamais commis aucun acte violent ayant attiré sur eux la vindicte des lois. Dès que l'aliénation mentale est reconnue, toute tache résultant de la condamnation judiciaire est effacée par cela même, pour le malade comme pour sa famille. Il doit donc être considéré comme les autres aliénés et placé avec eux dans les mêmes conditions de localité, sans aucune distinction appréciable. Plus on rendra ce mélange intime et fréquent et plus on contribuera à diminuer la répulsion que peuvent éprouver les autres aliénés, ou leurs familles, pour ces pauvres malades qui sont plus à plaindre qu'à blâmer, puisqu'ils ont été poussés, malgré eux, par la maladie, à des actes horribles qu'eux-mêmes réprouvent le plus souvent et dont ils déplorent la réalisation.

Du reste, en supposant même que cette raison, dont, pour notre part, nous n'admettons pas la valeur, eût quelque importance dans certains cas très-exceptionnels, ayant attiré, d'une manière spéciale, l'attention publique, par l'énormité des forfaits ou par l'extrême notoriété dont ils sont devenus l'objet, le nombre des aliénés criminels qui se trouvent dans ces conditions spéciales est tellement minime qu'il ne peut motiver la création d'asiles spéciaux applicables indistinctement à tous ceux qui ont subi une condamnation judiciaire. Si quelques criminels exceptionnels, devenus aliénés, devaient être séparés, à tout prix, des autres aliénés, on pourrait, à la rigueur, comme l'a demandé M. Parchappe, créer pour eux une section spéciale dans certaines prisons, ou dans des maisons centrales, afin de les isoler des autres prisonnier, sans cependant les placer dans les asiles d'aliénés. Mais on m'accordera que le nombre des aliénés criminels, ayant acquis une si triste célébrité, est extrêmement restreint. Or ce n'est pas en se basant sur l'existence de ces faits exceptionnels que l'on peut justifier la création d'une institution nouvelle devant s'appliquer à un bien plus grand nombre de malades. Tout le monde reconnaîtra en effet que tous les aliénés condamnés par la justice ne présentent pas ce même inconvénient d'humilier, par leur contact, les autres aliénés et leurs familles. Or, pour ceux-là du moins, c'est-à-dire pour la presque totalité des aliénés dits criminels, la raison tirée de l'excessive notoriété du crime disparaît, et avec elle la nécessité de les séparer des autres aliénés en les plaçant dans des asiles spéciaux!

3° *Motif légal.*

Le troisième motif que l'on a encore fait valoir, en faveur de la création de ces asiles spéciaux pour les aliénés criminels, peut être appelé un *motif légal;* il ne s'applique qu'à la catégorie des aliénés ayant été réellement condamnés. Lorsqu'un individu a été condamné, il ne peut, dit-on, être soustrait à l'action de la loi, tant que sa peine n'est pas expirée, sans une intervention de l'autorité judiciaire. Le pouvoir administratif n'a pas le droit de faire sortir de prison un individu qui est sous le coup d'une condamnation, pour le placer dans une maison de santé, ou dans un asile d'aliénés. Les lois des divers pays de l'Europe diffèrent sans doute sous le rapport des difficultés plus ou moins grandes apportées à ces translations, mais le principe est partout le même. Tout individu condamné, alors même qu'il devient aliéné, appartient à la prison; il doit donc rester sous le coup de la loi jusqu'à l'expiration de sa peine, et des obstacles assez nombreux s'opposent partout à son transfèrement dans un asile d'aliénés. C'est là ce qui est arrivé, par exemple, fréquemment en Angleterre. D'un côté, certains directeurs de prison ont refusé de livrer un aliéné criminel, dont la peine n'était pas encore expirée, malgré l'ordre de placement donné par les commissaires des asiles; d'un autre côté, quelques directeurs d'asiles d'aliénés n'ont pas consenti à admettre, au milieu de leurs malades, un individu qui leur était amené de la prison, avant l'expiration de sa peine, parce que la loi leur imposait pour lui une responsabilité plus grave que pour les autres aliénés. Des difficultés légales, dans le détail desquelles nous ne pouvons entrer ici, s'opposent donc souvent à la translation d'un prisonnier atteint d'aliénation mentale dans les asiles d'aliénés ordinaires. Elles ont été un des principaux motifs qui ont conduit les commissaires anglais à demander la création d'asiles spéciaux, intermédiaires aux asiles ordinaires et aux prisons, où l'on pût placer ces aliénés dits criminels, en laissant néanmoins à la loi toute son action et à la société toutes les garanties exigées pour l'exécution rigoureuse des arrêts de la justice.

Mais il est facile de faire à cette objection deux réponses qui nous paraissent péremptoires. Et d'abord, les difficultés soulevées de temps en temps par quelques magistrats, ou par quelques directeurs de prison, plus préoccupés de leur responsabilité personnelle que du véritable esprit de la loi, sont des difficultés exceptionnelles et en quelque sorte accidentelles. Dans presque tous les pays de l'Europe, et en particulier en France, on passe outre, en général, à ces sophismes et à ces subtilités de légistes. Dès qu'un prisonnier est déclaré aliéné par le médecin d'une prison, le directeur de cet établissement en fait part au pouvoir administratif, ou au pouvoir judiciaire selon les cas, et l'autorité compétente donne l'ordre de transférer ce condamné, devenu fou, dans un asile d'aliénés. Les obstacles, qui surgissent de temps en temps, sont donc plus théoriques que pratiques, et l'on parvient en général à les tourner, même dans l'état actuel de la législation, dans les divers pays de l'Europe. Mais, alors même que, dans quelques pays, la législation actuellement en vigueur opposerait des empêchements sérieux à la translation des criminels devenus aliénés dans les asiles ordinaires, ce ne serait pas, à nos yeux, une raison suffisante pour regarder cette législation comme immuable et pour demander la création d'asiles spéciaux, dans le seul but de satisfaire aux exigences momentanées d'une législation incomplète et vicieuse. Au lieu de rester dans les anciens errements, rien n'est plus facile que de réclamer des modifications à la loi, en rapport avec les progrès de la science et de la philanthropie. Rien n'oblige à favoriser des habitudes ou des préjugés d'une autre époque. Le progrès doit tendre à les modifier, au lieu d'en demander, par de nouvelles créations, la consécration en quelque sorte définitive. S'il est vrai que les lois actuelles constituent un obstacle à la translation des criminels dans les asiles d'aliénés, demandons la réforme de ces lois plutôt que la création d'asiles spéciaux. Si nous voulons des réformes, qu'elles soient au moins dans le sens du progrès et non dans un sens rétrograde. Réclamons la modification des lois, si elles sont défectueuses et contraires au progrès de la science, mais ne nous appuyons pas sur l'existence de ces lois mauvaises pour demander la fondation d'institutions plus mauvaises encore.

CONCLUSION.

De la discussion à laquelle nous venons de nous livrer, nous concluons, Messieurs, que la seule chose admissible, à la rigueur, serait la création de petits quartiers d'aliénés annexés à quelques maisons centrales, pour certains malades tout à fait exceptionnels, par leur caractère essentiellement dangereux, ou par l'extrême notoriété des actes qu'ils auraient accomplis, mais qu'il n'y a pas lieu de fonder des sections spéciales dans les asiles, ni à plus forte raison des asiles complétement distincts pour les aliénés dits criminels.

TABLE DES MATIÈRES

Des aliénés dangereux.

Des asiles spéciaux pour les aliénés dits criminels.

Paris. — Imprimerie de E. DONNAUD, rue Cassette, 1.

www.ingramcontent.com/pod-product-compliance
Ingram Content Group UK Ltd.
Pitfield, Milton Keynes, MK11 3LW, UK
UKHW020428230726
13925UKWH00004B/1646

9 782013 545044